Exposition au virus Chikungunya pendant la grossesse

Marlène Pasquet

Exposition au virus Chikungunya pendant la grossesse

A propos de 95 cas à l'île de la Réunion

Presses Académiques Francophones

Impressum / Mentions légales
Bibliografische Information der Deutschen Nationalbibliothek: Die Deutsche
Nationalbibliothek verzeichnet diese Publikation in der Deutschen Nationalbibliografie;
detaillierte bibliografische Daten sind im Internet über http://dnb.d-nb.de abrufbar.

Information bibliographique publiée par la Deutsche Nationalbibliothek: La Deutsche
Nationalbibliothek inscrit cette publication à la Deutsche Nationalbibliographie; des
données bibliographiques détaillées sont disponibles sur internet à l'adresse http://dnb.d-
nb.de.

Coverbild / Photo de couverture: www.ingimage.com

Verlag / Editeur:
Presses Académiques Francophones
ist ein Imprint der / est une marque déposée de
OmniScriptum GmbH & Co. KG
Heinrich-Böcking-Str. 6-8, 66121 Saarbrücken, Deutschland / Allemagne
Email: info@presses-academiques.com

Herstellung: siehe letzte Seite /
Impression: voir la dernière page
ISBN: 978-3-8416-2949-4

UNIVERSITE TOULOUSE III – Paul SABATIER –
FACULTE DE MEDECINE

Année 2007   2007 TOU3

THESE

POUR LE DIPLOME D'ETAT DE DOCTEUR EN MEDECINE
DISCIPLINE PEDIATRIE

Présentée et soutenue publiquement
par

PASQUET Marlène
Interne des hôpitaux

le 25/10/2007

EXPOSITION AU VIRUS CHIKUNGUNYA PENDANT LA
GROSSESSE
A propos de 95 cas à l'île de la Réunion

DIRECTEUR DE THESE : Docteur RAMFUL Duksha

JURY

Mme.	Charlotte CASPER, Professeur	Présidente
M.	Patrice MASSIP, Professeur	Assesseur
M.	Christophe PASQUIER, Professeur	Assesseur
M.	Alain BERREBI, Docteur	Assesseur
M.	Michel ROLLAND, Professeur	Suppléant

A mon grand-père, Joseph,

TABLE DES MATIERES

LEXIQUE

CHIK : chikungunya

CHIKV : virus chikungunya

CV : charge virale

EEV : virus de l'Encéphalite Equine Vénézuelienne

LAV : lutte anti-vectorielle

LCR : liquide céphalorachidien

MFIU : mort fœtale in utero

PHRC : Projet Hospitalier de Recherche Clinique

RCIU : retard de croissance intra-utérin

RRV : virus Ross River

RT-PCR : Reverse Transcriptase Polymerase Chain Reaction

SA : semaines d'aménorrhée

SFV : virus Semliki Forest

WNV : virus West Nile

INTRODUCTION

Les îles occidentales de l'Océan Indien, dont l île de la Réunion, ont été exposées en 2005 et 2006 à une épidémie de chikungunya (CHIK), arbovirose du genre alphavirus, transmise par un moustique du genre Aedes (*Aedes albopictus* à la Réunion). Le virus a été isolé pour la première fois en 1953 en Ouganda, puis il a été signalé sur un mode épidémique ou endémique en Afrique sub-saharienne, en Inde du Sud, en Asie du Sud-est et dans le Pacifique.

Le virus chikungunya (CHIKV) est responsable d'une maladie aiguë, qui se manifeste habituellement par une forte fièvre d'installation brutale, un rash cutané et un syndrome algique polyarticulaire invalidant (chikungunya signifie « marcher courbé » en *makonde*). L'épidémie réunionnaise a surpris par sa magnitude et la survenue de formes graves chez l'adulte et l'enfant : manifestations neurologiques (encéphalites, polyradiculonévrites), hémorragiques (digestives, cérébrales) et cardiaques (péricardiques, myocardiques, troubles du rythme). Cette épidémie a impliqué un soutien politique et financier de l'Etat et des collectivités territoriales afin de mettre en œuvre les mesures de démoustication et de prendre en charge les malades. Le secteur touristique, moteur économique de la région, a été et continue d'être lourdement touché.

Le devenir des enfants exposés au CHIKV pendant la grossesse n'a jamais fait l'objet d'études dans la littérature. Aucun cas de transmission materno-fœtale n'a été décrit avant l'épidémie réunionnaise. Le plus jeune enfant infecté par le CHIKV rapporté jusqu'alors dans les publications est un nourrisson de 21 jours.

Nous présentons une série de 95 mères qui ont présenté une infection à CHIK pendant la grossesse. L'objectif de ce travail est de mettre en évidence une transmission materno-fœtale du virus, d'essayer d'en comprendre les mécanismes, de décrire l'évolution clinique et sérologique des enfants exposés in utero au CHIKV, et d'intégrer ces données dans la compréhension de l'épidémie actuelle.

Partie 1 - GENERALITES

Partie 1 - GENERALITES

1.1 - Le virus

Le CHIKV est un arbovirus (arthropod-born virus), classé dans le genre alphavirus, de la famille des *Togaviriadae* (1). C'est un virus sphérique, de 60 à 70 nm de diamètre, possédant une enveloppe (« toga » : la toge) dérivant d'une membrane cellulaire. Il s'agit d'un virus à ARN linéaire, monocaténaire de 10 à 12 kb à polarité positive. Il est sensible à la dessiccation, et inactivé par la chaleur sèche ou humide, supérieure à 58°C (2-5).
Le mot « chikungunya » signifie « celui qui marche courbé » en *Makonde* (et non en *Swahili* comme cela a été longtemps rapporté) en référence à l'atteinte polyarticulaire invalidante de la maladie. Il s'agit d'un langage parlé par un groupe ethnique dans le sud-est de la Tanzanie et le nord du Mozambique (6).

Plus de 500 arboviroses ou apparentées ont été recensées dans le monde dont au moins 168 espèces en Afrique (Centre de référence OMS de recherche pour les arbovirus, Dakar). Elles sont regroupées en 5 familles et une centaine ont un impact en santé humaine (figure 1). Même si leur distribution géographique est globalement très large, certaines sévissent dans des territoires spécifiques avec leur nom attribué en conséquence (virus Ross River ou Barmah Forest par exemple). Elles sont maintenues dans la nature en cycles sauvages, faisant intervenir des primates ou d'autres vertébrés réservoirs, et des Aedes selvatiques (3, 7).

Le groupe des alphavirus comprend 28 virus, dont six sont susceptibles de provoquer des atteintes articulaires chez l'homme ; il s'agit des virus Chikungunya, O'Nyong Nyong, Ross River, Barmah Forest, Sindbis et Mayaro. Parmi ces alphavirus, il existe des déterminants antigéniques communs (3, 8).

Figure 1. Classification des Arboviroses (liste non exhaustive)

Famille	Genre	Virus	Syndrome	Transmission	Incubation (en jours)	Réservoir	Répartition géographique
Togaviridae	Alphavirus (28 virus)	Chikungunya	Fièvre, rash, arthralgies	Aedes aegypti Aedes albopictus	4-7	Singes, hommes	Afrique subsaharienne
		O'Nyong-Nyong	Rash, arthralgies	Anophèles gambiae	4-7	Hommes	Ouganda, Tanzanie
		Semliki forest	Fièvre nue	Aedes aegypti	4-7	Inconnu	Afrique équatoriale
		Sindbis	Fièvre nue	Aedes aegypti	4-7	Oiseaux, mammifères	Afrique équatoriale
		Ross river/Barmah forest	Fièvre, syndrome polyarticulaire	Aedes vigilax Culex	4-7		Australie, Pacifique
		Mayaro	Fièvre, arthralgies	Aedes haemagogus	4-7	Singe hurleur	Australie, Pacifique, Guyane
		Encéphalite équine de l'Ouest (WEE) et du Venezuela (EEV)	Encéphalites	Culex Aedes manspnia	4-7	Animaux sauvages, rongeurs, chevaux	Amérique Nord, Centre et Sud
Flaviviridae	Flavivirus (68 virus)	Fièvre jaune	Fièvre, ictère, fièvre hémorragique	Aedes aegypti	7	Singes, animaux sauvages	Afrique entre 20°N et 20°S
		Dengue	Fièvre, myalgies, fièvre hémorragique	Aedes aegypti Aedes albopictus	2-7	Hommes	Bande intertropicale Afrique de l'Est, Kenya, Tchad, Egypte, Mauritanie,
		West-Nile(WNV)	Fièvre, encéphalite, éruption	Culex sp.	3-7	Mammifères, oiseaux	Afrique équatoriale, Madagascar
		Zika	Fièvre, méningite	Aedes aegypti Anophèles gambiae	3-7	Mammifères sauvages et domestiques	Afrique subsaharienne
		Wesselsbron	Fièvre, splénomégalie	Aedes aegypti Anophèles africanus	3-7	Mammifères sauvages et domestiques	Afrique subsaharienne
Bunyaviridae	Bunyavirus (138 virus)	Bunyamwera	Fièvre nue	Aedes aegypti	4-7	Animaux sauvages	Afrique équatoriale
	Phlebovirus (43 virus)	Fièvre de la Vallée du Rift	Fièvre, myalgies, fièvre hémorragique	Aedes aegypti Culex sp.	4-8	Animaux domestiques	Afrique de l'est et du Sud Mauritanie, Egypte
	Nairovirus (24 virus)	Fièvre de Congo-Crimée	Fièvre hémorragique	Tique Hyalomma		Agriculteurs Militaires	Europe Occidentale, Asie centrale, Chine, Afrique tropicale
Reoviridae	Coltivirus	Fièvre à tiques du Colorado	Encéphalites	Tique Dermacentor andersoni		Rats, écureuils, animaux sauvages	Amérique du Sud
Rhabdoviridae	Lyssavirus	Rage	Encéphalites	directe	21-70	Chiens, renards	Afrique, Asie

Marlène Pasquet
Exposition au virus chikungunya pendant la grossesse

1.2 - Les vecteurs

Les arbovirus nécessitent pour leur transmission un arthropode, la transmission directe entre vertébrés étant exceptionnelle. Concernant le CHIKV, les vecteurs appartiennent principalement au genre Aedes, *Aedes aegypti* et *Aedes albopictus* en Asie et dans l'Océan Indien (ou à une variété plus grande comme *Aedes africanus* ou *Aedes furcifer* dans d'autres régions), de culex ou d'anophèles en Afrique. A la Réunion, c'est *Aedes albopictus* qui semble être le vecteur prédominant (9, 10).

Aedes albopictus est à la fois rural et urbain, zoophile et anthropophile, établissant ses gîtes aussi bien dans la nature que dans les habitations et leur pourtour immédiat (11, 12). Il possède une durée de vie longue (4 à 8 semaines) et un rayon de vol de 400-600 mètres. C'est un moustique agressif et silencieux, diurne, piquant en début et en fin de journée, ce qui rend la prévention par moustiquaire peu efficace. Les femelles adultes semblent transmettre le virus par leurs œufs, mais cette transmission verticale n'est pas établie (13, 14). Les œufs pondus sont très résistants et peuvent se maintenir dans la nature tout au long de la saison sèche, donnant naissance à des larves et à des adultes à la saison humide. Originaire d'Asie et initialement selvatique, *Aedes albopictus* est habituellement considéré comme ayant une capacité vectorielle importante in vitro mais moindre dans la nature qu'*Aedes aegpti*, car il se nourrit d'hôtes non infectés (et donc n'assurant pas la pérennité du cycle de transmission) (12).

L'épidémie de dengue en 1977 et l'épidémie actuelle montrent qu'*Aedes albopictus* s'est remarquablement adapté à l'homme et à l'urbanisation, lui permettant de supplanter *Aedes aegypti*, beaucoup plus fragile, dans de nombreux pays (Chine, Seychelles, Hawaï,...) et de devenir un vecteur important de la dengue et d'autres alphavirus comme le West Nile (13). L'expansion du trafic aérien et maritime a permis aux insectes-vecteurs de parcourir de grandes distances en peu de temps. S'ils peuvent s'adapter à l'environnement, ils persistent et se reproduisent dans de nouvelles aires géographiques (15, 16).

Aedes albopictus est présent depuis longtemps dans l'Océan Indien, par exemple sur le littoral réunionnais, et jusqu'à une altitude de 1200 mètres. Il a été responsable en partie des épidémies de dengue ayant frappé l'île en 1977-1978 et en 2004 (17).
Il apparaît difficile d'éviter les piqûres du moustique et de contrôler la prolifération du vecteur dans un écosystème tropical modifié par l'homme (infrastructures modernes, travaux d'irrigation, gestion des déchets,...) (13).

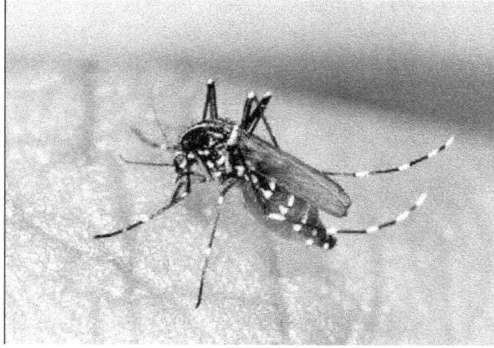

Figure 2. Aedes albopictus femelle
Moustique identifiable à sa robe zébrée noire et blanche,
de petite taille (1 à 2 cm), silencieux et diurne

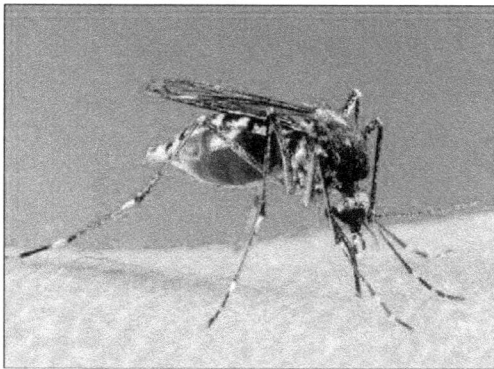

Figure 3. Aedes aegypti

Source: United States Department of Agriculture

1.3 - Les réservoirs

En période épidémique l'homme est le réservoir principal du CHIKV. En dehors des épidémies, ce sont essentiellement les singes, mais également des rongeurs, oiseaux, et autres vertébrés mal identifiés qui constituent le réservoir en un cycle sauvage moustique-animal-moustique (1). Des épizooties se produisent chez les singes, quand le nombre d'animaux non immunisés augmente (naissances ou migrations). Ces animaux développent une forte virémie sans manifestations cliniques (18, 19).

1.4 - Géographie du CHIKV

Depuis la première description en 1952-1953 en Ouganda (20), plusieurs épidémies de chikungunya ont été décrites en Birmanie, Thaïlande, Cambodge, Vietnam, Inde, Sri Lanka et Philippines (21-23). Entre 1982 et 1985, plusieurs isolats sont rapportés dans le sud de Sumatra, à Java, au Timor et à Sulawesi (21, 24). Vingt-cinq épidémies ont été rapportées en Indonésie entre 1999 et 2003, la dernière à Java en 2001-2003 (25, 26). La présence du virus est attestée en Afrique de l'Ouest (Sénégal (27), Cameroun (28), Nigeria (29, 30), Angola (31) Ghana, Burkina Faso, Guinée (32)), en Afrique de l'Est (Uganda (33), Burundi (34), République démocratique du Congo (35, 36)), et en Afrique australe (Afrique du Sud (37, 38), Zimbabwe, Namibie, Botswana, Malawi (39), Mozambique). Récemment, le sous-continent Indien fait l'objet d'une épidémie majeure depuis décembre 2005 qui a touché 1,4 million de personnes en 2006 (40, 41).

Aucune épidémie de chikungunya n'a été décrite en Europe et en Amérique avant 2006. Quelques cas ont été diagnostiqués aux Antilles et en Guyane, où *Aedes aegypti* est endémique, parmi des voyageurs en provenance de la Réunion, plaçant ces zones en situation de risque (42, 43). La majorité des cas importés ont été signalés en France métropolitaine. Quelques cas importés ont été signalés en Allemagne, Suisse, Italie et Norvège chez des touristes ayant voyagé dans l'Océan Indien (Réunion, Comores, Maurice, Mayotte) et parmi les soldats de l'armée américaine aux Philippines (44, 45). L'importance actuelle des transports aérien et maritime favorise la circulation des hommes et donc de personnes infectées. Ceci contribue à la dissémination virale dans des pays où résident les vecteurs potentiels, et à l'initiation de nouvelles épidémies (15).

1.5 - Les épidémies

Comme tous les arbovirus, la transmission du CHIKV est maximale à la saison des pluies, où la densité vectorielle augmente.

Les données de la littérature suggèrent deux modes de transmission : épidémique et endémique. De façon schématique, la forme endémique serait africaine et rurale caractérisée

par une grande variété d'espèces vectorielles et de réservoirs, une transmission forte et durable dans des populations largement immunes, et la survenue de cas sporadiques ou de petites épidémies rurales (27, 35, 46, 47). A l'inverse, la forme épidémique serait plutôt asiatique et urbaine, transmise par deux vecteurs *(Aedes aegypti et Aedes albopictus)* à des populations à faible niveau d'immunité. Elle serait caractérisée par des épidémies soudaines et massives, avec des taux d'attaque élevés (37 % en Inde en 1978).
Au fur et à mesure que les populations s'immunisent, les épidémies fléchissent puis s'arrêtent après une durée qui peut parfois dépasser un an (48).

Ce second scénario, qui semble être celui s'étant déroulé à la Réunion, a été documenté en Asie (49). Un niveau de développement économique élevé ne semble pas être protecteur vis-à-vis des maladies vectorielles, favorisées par un bouleversement de l'écosystème et par l'urbanisation. En Malaisie, par exemple, où *Aedes aegypti* est présent, une épidémie s'est déclarée en 1998 suite à l'introduction du virus, probablement par des travailleurs migrants (50).

Enfin, bien que les premiers cas de descriptions d'infection à CHIKV dans la littérature remontent uniquement à 1953, les tableaux cliniques antérieurs de fièvre associée à des arthralgies ou de syndromes « dengue-like » laissent supposer l'existence d'épidémies antérieures.

1.6 - Histoire naturelle de l'épidémie à la Réunion

L'épidémie actuelle dans l'océan indien prend probablement naissance en Afrique de l'Est, (*cf* paragraphe 1.7) au Kenya où des cas ont été signalés en Juillet 2004, suivis d'autres observations aux Comores en Janvier 2005 et aux Seychelles en Mars 2005 puis à l'île Maurice. Un recensement systématique des cas (basé sur la clinique) a montré un taux de prévalence de 75% au Kenya et de 63% aux Comores (51-54).

Le virus a été décrit pour la première fois à la Réunion en Mars 2005 avec une flambée épidémique survenant au moment de l'été austral 2005, période chaude et humide (figure 4). Au 19 février 2007, le nombre de cas était estimé à 266 000 pour une population totale d'environ 775 000 habitants (1/3 des habitants). Pendant la phase épidémique, 254 certificats de décès mentionnant le CHIK comme cause principale ou associée, étaient relevés à la DRASS. Le pic épidémique a été atteint en février 2006 (semaine 6) avec 46 000 nouveaux cas estimés dans la semaine. L'épidémie a ensuite fortement diminué. Depuis la semaine 12 (15 mars 2007), le nombre de cas est inférieur à 5/semaine. De façon générale, les femmes (68%) ont été plus touchées que les hommes et les adultes plus que les enfants (74% des cas ayant plus de 30 ans).

Diverses hypothèses ont été avancées pour expliquer l'importance de l'épidémie réunionnaise. Le faible niveau d'immunité de la population reste le facteur majeur. On sait que la transmission virale in vitro est favorisée par une co-infection entre arbovirus et filaires (55). Il est aussi possible que les souches de CHIKV dans l'Océan Indien aient développé des mécanismes adaptatifs au vecteur *Aedes albopictus* (15) : l'existence d'une indépendance du virus vis-à-vis du cholestérol, présent en faible quantité dans les moustiques leur conférerait une meilleure résistance (*cf* paragraphe 1-7). La présence de récepteurs favorisant l'infection virale au niveau de l'intestin du moustique est un trait autosomique récessif et détermine le seuil infestant du vecteur (56). Outre les facteurs génétiques, l'infection orale des vecteurs par les moustiques dépend de facteurs environnementaux (température, humidité et utilisation d'insecticides) qui exercent une pression de sélection sur une population vectorielle donnée.

De manière analogue, l'Inde doit faire face à une épidémie majeure depuis janvier 2006. Environ 1,4 million de personnes seraient infectées, avec, dans certaines provinces, un taux d'attaque proche de 45%. Il s'agit de la même souche virale que lors de l'épidémie réunionnaise avec une similitude nucléotidique de plus de 99% (57).

L'épidémie de la Réunion est la première de cette ampleur survenant dans une population bénéficiant d'un accès à des structures de santé de niveau européen et de systèmes de surveillance adaptés. Un dispositif de surveillance a été mis en place par la Cire Réunion-Mayotte dès la mi-avril 2005 avec incitation des voyageurs à consulter en cas de fièvre et de douleurs articulaires. Début mai 2005, suite à l'identification des premiers cas autochtones, ce système a été renforcé afin de suivre l'évolution spatio-temporelle de l'épidémie, de caractériser les cas et de détecter le plus rapidement possible les nouveaux foyers épidémiques, afin d'orienter les actions de prévention et de lutte anti-vectorielle (LAV). Ce dispositif reposait sur un système déclaratif associé à une recherche systématique de cas dans l'entourage des cas signalés. Autour de chaque cas signalé, les services de la LAV menaient une action de démoustication associée à un repérage actif de cas en interrogeant les voisins du cas signalé. Dès la mi-décembre 2005, l'ampleur épidémique fut telle qu'un nouveau système de surveillance a alors été mis en place par la Cire. Il était basé sur une méthode d'estimation du nombre de cas à partir des données du réseau de médecins généralistes sentinelles du Groupe d'observation globale de la Réunion (Grog), coordonné par l'Observatoire régional de la santé (ORS) de la Réunion.

Figure 4. Distribution hebdomadaire des cas de chikungunya estimés dans la population

Source CIRE Réunion-Mayotte

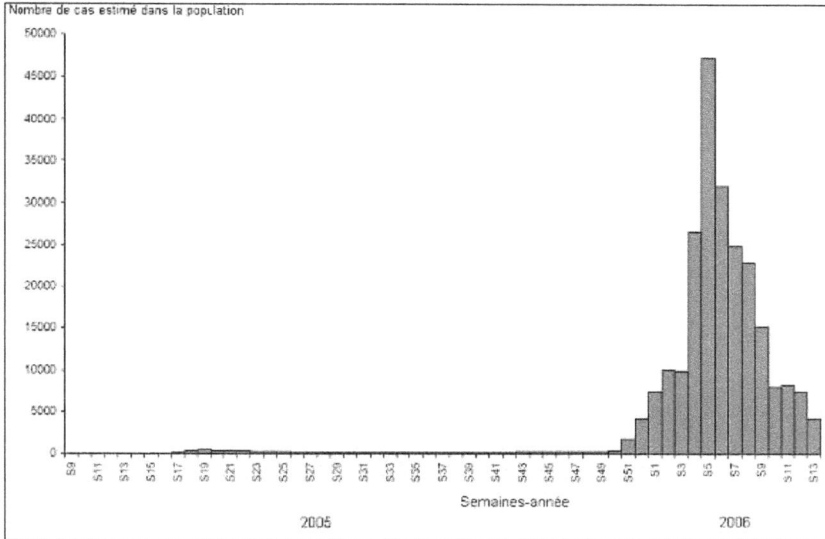

1.7 - Apports de la biologie moléculaire au scénario évolutif de l'épidémie réunionnaise

Dix séquences nucléotidiques complètes du CHIKV ont été déterminées à ce jour : deux lors de l'épidémie de 1952-1953 en Tanzanie (57) à partir d'isolats humains (Ross et S27), une à partir du vecteur *Aedes furcifer* au Sénégal (58) en 1983 (accession no AY726732), six lors de l'épidémie réunionnaise récente (59) et une provenant d'un voyageur revenant des îles de l'Océan indien (LR2006-OPY1, Mayotte/Réunion) (60).

Trois « sous groupes » ou linéages distincts ont pu être identifiés :

1) un isolat de l'Est, du Centre et du Sud de l'Afrique au sein duquel les souches responsables des épidémies de l'Océan Indien en 2006 et de la République Démocratique du Congo en 2000 forment 2 groupes distincts (36)
2) un linéage Asiatique
3) un linéage Ouest Africain (61)

Concernant l'épidémie de l'Océan Indien, I. Schuffenecker et *al.*ont décrit la séquence nucléotidique complète de 6 souches virales isolées à partir de patients de la Réunion (5) et des Seychelles (1) ainsi que des séquences partielles de la glycoprotéine d'enveloppe E1 parmi 127 patients originaires de la Réunion, des Seychelles, de Maurice, de Madagascar et de Mayotte (59). L'analyse phylogénétique basée sur le séquençage des glycoprotéines d'enveloppe E1 a révélé que l'épidémie de l'Océan Indien a été causée par une même souche présente à la Réunion, aux Seychelles, à Mayotte, à Maurice et à Madagascar, provenant d'une lignée commune ECSA (Est, Centre et Sud Afrique). Le groupe le plus divergent était celui de l'Afrique de l'Ouest : il présentait une proximité avec d'autres alphavirus (comme le O'Nyong Nyong). Les souches virales isolées lors de l'épidémie indienne actuelle sont très proches de celles de la Réunion (99,6% d'homologie nucléotidique), confirmant leur appartenance à la lignée ECSA (57). La figure 5 illustre cette théorie.

Figure 5. Relations phylogénétiques entre les souches de CHIKV basées sur le séquençage partiel de la séquence nucléotidique E1 (59).
L'isolat de l'épidémie de l'Océan Indien représente une branche séparée au sein du groupe ECSA (Est, Centre et Sud Afrique). La branche menant au groupe Ouest Africain a été raccourcie pour la lisibilité du schéma.

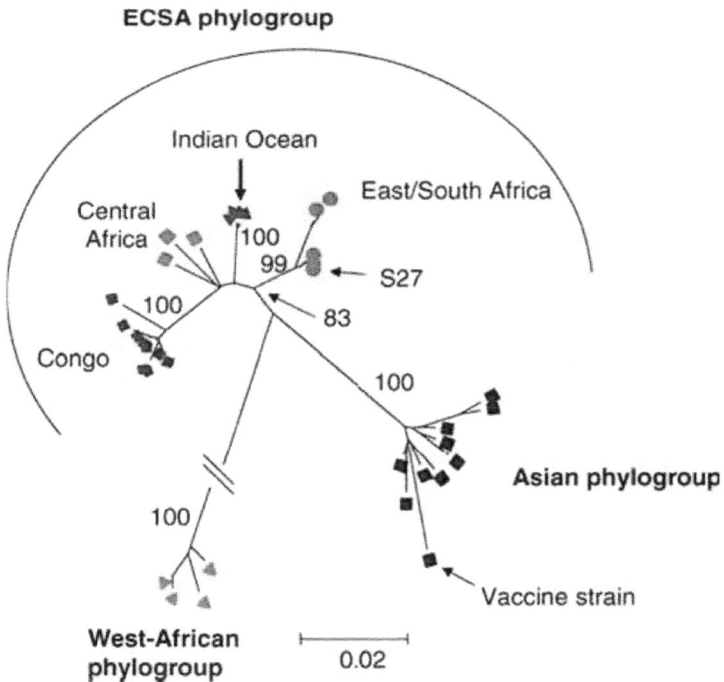

Cette étude a révélé l'existence d'une signature moléculaire unique de l'isolat de l'Océan Indien. Au sein des protéines non structurales, 10 changements d'acides aminés ont été notés, 6 dans les régions variables et 4 dans les régions conservées parmi les alphavirus (régions nsP2 et nsP4 codant pour des activités enzymatiques : protéase, hélicase, polymérase…). Au sein des protéines structurales, 7 positions sont uniques à l'isolat dont 2 au sein de la glycoprotéine d'enveloppe E1, modifiant l'assemblage du virion et ses capacités de fusion membranaire (ala pour val en position 226 et asp pour glu en position 284). Les auteurs ont noté que la mutation 226 était absente des souches isolées durant les premiers mois de l'épidémie mais retrouvée chez plus de 90% des isolats en décembre 2005, au moment de l'explosion épidémique. En outre, cette mutation confère à un cousin proche, le Semliki Forest, une indépendance vis-à-vis du cholestérol, permettant au virus une meilleure survie et multiplication au sein du vecteur (les cellules du moustique sont pauvres en cholestérol, indispensable à l'infection virale du vecteur). La survenue de mutations, conférant un avantage sélectif au virus, pourrait expliquer la survenue d'une épidémie majeure et brutale dans l'Océan Indien. D'autres études sont actuellement en cours concernant le séquençage de diverses souches virales isolées en différents lieux, afin de déterminer s'il existe un lien avec des formes cliniques plus sévères.

1.8 - Description clinique

Les symptômes cliniques sont précédés d'une phase d'incubation silencieuse de 4 à 7 jours [extrêmes, 2 ; 12]. La forme classique de l'adulte a été initialement décrite par Robinson MC. lors de l'épidémie en Ouganda en 1952-1953 (20). Elle est marquée par une fièvre élevée d'apparition brutale, des céphalées, des dorsalgies, des lombalgies, des myalgies, des arthralgies et/ou arthrites. Les arthralgies sont parfois très douloureuses, touchant principalement les chevilles, les poignets, les phalanges des mains et des pieds, mais également les genoux et les coudes. Elles ont un horaire inflammatoire, avec un dérouillage matinal pénible et prolongé, de siège uni ou bilatéral, asymétrique.

Des signes cutanéo-muqueux sont fréquents : éruption maculo-papuleuse, morbiliforme et/ou bulleuse du tronc et des membres, prurigineuse, apparaissant entre J2 et J5 après le début des symptômes. On note dans certains cas un énanthème avec parfois des ulcérations buccales.

Des signes digestifs peuvent être présents : nausées, vomissements, diarrhée. On retrouve des signes hémorragiques mineurs : pétéchies, melæna, épistaxis, conjonctivite hémorragique, gingivorragies (1, 62, 63). Le CHIK n'est pas classiquement décrit comme agent de « fièvre hémorragique ».

L'évolution est en général favorable en moins de 10 jours, avec parfois une convalescence longue avec asthénie intense. L'atteinte articulaire peut devenir chronique et persister plusieurs semaines à plusieurs mois. Selon Fournie et al, 15% des patients ont des arthralgies persistantes 20 mois après la maladie. Ces formes articulaires « chroniques » concernent surtout les personnes âgées, rarement les enfants, et les patients présentant des marqueurs génétiques prédisposant à des maladies rhumatologiques chroniques (facteur rhumatoïde élevé, HLA B27 positif) (64).

1.9 - Diagnostic biologique de l'infection à CHIKV

Il existe deux types de tests diagnostiques : détection du génome viral par Reverse Transcriptase Polymerase Chain Reaction (RT-PCR) et sérologie spécifique IgM ou IgG. Aucun de ces tests n'est commercialisé, et la fourniture est assurée par des laboratoires nationaux ou internationaux de référence des arboviroses (pour la France : Institut Pasteur de Lyon, et Institut de médecine tropicale du service de santé des armées de Marseille).

La RT-PCR est positive en phase initiale virémique soit 2 à 4 jours avant le début des symptômes et jusqu'à 7 jours après. La sérologie utilise une gamme technique classique : inhibition de l'hémagglutination, fixation du complément, immuno-fluorescence, Elisa. Les IgM sont présentes 5 jours après le début des signes cliniques et persistent plusieurs semaines à plusieurs mois. Les IgG apparaissent quelques semaines après la phase aiguë et persistent plusieurs années (1, 2, 62). La cinétique des tests biologiques est illustrée dans la figure 6.

La culture est réservée aux laboratoires spécialisés (centres de référence). Elle est utile en début d'épidémie pour confirmer avec certitude la nature du virus en cause.

Figure 6. Cinétique des résultats biologiques.

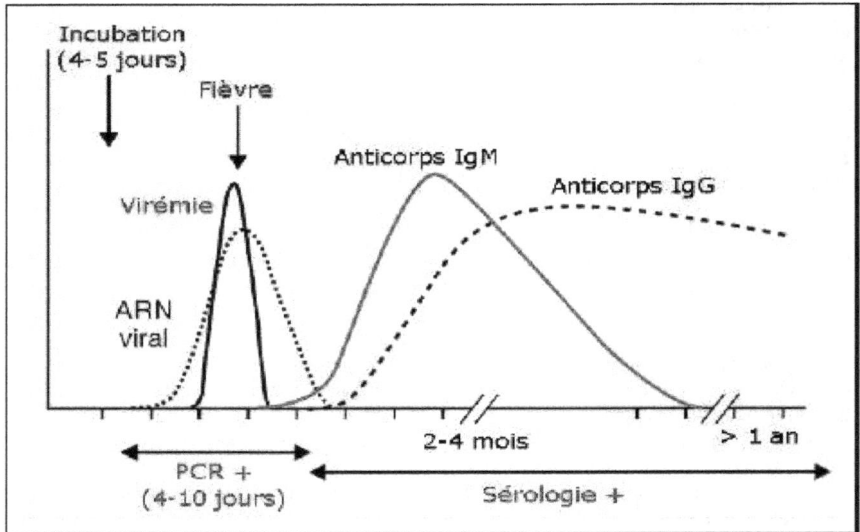

1.10 - Diagnostic différentiel

Devant tout syndrome aigu fébrile en milieu tropical, et en particulier en période épidémique, il convient d'évoquer plusieurs diagnostics différentiels.

Parmi les étiologies virales, la dengue se présente avec des symptômes très similaires, mais sans le caractère persistant et invalidant des arthralgies ; d'autant plus qu'elle persiste sur un mode endémique au sein de la population réunionnaise. En fonction du contexte épidémiologique et géographique, il convient d'évoquer une autre arbovirose mentionnée ci-dessus. Il peut aussi s'agir de viroses cosmopolites : primo-infection à Herpès virus, à Cytomégalovirus, à Epstein-Barr virus, à Parvovirus B19, ou au virus de la Rubéole.

Le paludisme et la leptospirose représentent l'essentiel des étiologies parasitaires.

Toute fièvre néonatale doit faire évoquer une infection materno-fœtale bactérienne, parfois compliquée d'atteinte méningée.

En milieu tropical, plusieurs infections peuvent coexister dans une même région : sur la côte est de Madagascar, depuis janvier 2006 on assiste à 3 épidémies concomitantes de dengue de type 1, de paludisme à *Plasmodium falciparum*, et de CHIK. Celles-ci sont possibles car ces virus et parasites partagent les mêmes vecteurs.

Les étiologies inflammatoires sont plus rares, mais il faut citer le syndrome de Kawasaki chez l'enfant, avec de nombreuses similitudes cliniques en particulier sur le plan cardiaque (atteinte coronarienne).

1.11 - Prévention et traitement

La prévention repose sur des mesures individuelles et collectives.
La protection individuelle contre les piqûres de moustiques passe par l'utilisation de moyens physiques : vêtements, moustiquaires et répulsifs. Les moustiquaires ne sont guère efficaces car la majorité des piqûres a lieu le jour. Elles sont surtout recommandées chez le nourrisson au dessus du berceau, et chez les malades virémiques pour prévenir la transmission homme-moustique. L'utilisation et le type de répulsifs sont limités par leur toxicité (irritation cutanéo-muqueuse) et par l'âge (non recommandés avant l'âge de 3 mois). Certains ne sont pas utilisables chez la femme enceinte. La liste des produits répulsifs recommandés figure dans le bulletin épidémiologique hebdomadaire (BEH) du 24-25/2005 (santé des voyageurs) et dans le BEH hors série du 31 janvier 2006 (*cf* annexe 1).

La protection collective nécessite une lutte anti-vectorielle efficace. Importante et difficile à réaliser, elle passe par l'éducation sanitaire des populations concernées (56). Elle repose sur l'élimination des gîtes larvaires domestiques (récipients de stockage d'eau de pluie, soucoupes..), péridomestiques (vieux pneus, gouttières, piscines vidées, toits de garages..) et naturels (ravines, trous de rochers, marécages, ornières ...). A la Réunion, le fénitrothion, puis la deltaméthrine (pyréthrinoïdes de synthèse) ont été utilisés pour la lutte adulticide. La lutte larvicide a nécessité l'utilisation du téméphos, insecticide organophosphoré, pour détruire les gîtes larvaires, puis d'un biopesticide, le Bti (*Bacillus thuringiensis israelis)*. La lutte anti-larvaire était privilégiée en raison d'une faible rémanence de l'adulticide utilisé. La décision du choix des insecticides dépend du ratio bénéfice/risque, qui varie en fonction de l'importance de l'épidémie, de la résistance des vecteurs, et de la nature de la maladie à contrôler (65). La lutte anti-vectorielle est coûteuse, parfois mal acceptée par la population, dont la collaboration est indispensable. Elle soulève par ailleurs des problèmes de toxicité pour l'homme et son environnement avec modification de l'écosystème. Elle n'a pas pu endiguer la survenue de plus de 260 000 cas de CHIK, permettant de soulever la question de nouvelles méthodes de lutte anti-vectorielle plus efficaces, moins coûteuses et moins polluantes dans les années à venir. Les nouveaux moyens pourraient concerner de nouveaux insecticides, de nouvelles méthodes de piégeage, et des approches innovantes de lutte génétique, issues de la connaissance de la biologie d'*Aedes Albopictus* (66).

En l'absence de traitement anti-viral spécifique à ce jour, le traitement de la maladie est essentiellement symptomatique : antalgiques, anti-inflammatoires non stéroïdiens. Une action synergique a été rapportée entre la ribavirine et l'interféron α in vitro (67). Une étude réalisée en 2006 en Afrique du Sud n'a pas démontré l'efficacité de la chloroquine sur les arthralgies (68). Des études sont en cours au sein de l'Unité des virus émergents à Marseille, visant à démontrer que la chloroquine est un puissant inhibiteur de la réplication du CHIKV in vitro (69).

Un vaccin avait été développé dans les années 80 par l'institut de recherche médicale de l'armée américaine (70). Dans un essai clinique mené en 2000 auprès de volontaires sains, on a noté un taux de séroconversion en anticorps neutralisants satisfaisant (98% à J28) et durable (85% à un an) tandis que les seuls effets secondaires observés étaient des arthralgies modérées dans 8% des cas (71). Ces essais vaccinaux américains ont été interrompus en 2003 sans explication.

Partie 2 - PATIENTS ET METHODES

Partie 2 - PATIENTS ET METHODES

2.1 - Méthodologie de l'étude

Cette étude a été menée dans deux maternités et centres de médecine néonatale du nord de l'île de la Réunion (Centre Hospitalier Départemental Félix Guyon de Saint-Denis et Clinique Sainte-Clotilde) entre le 01 janvier 2006 et le 14 avril 2006, en pleine période épidémique. Un registre des femmes ayant accouché d'enfants vivants à la naissance et ayant déclaré des symptômes de CHIK pendant la grossesse ou en période péripartum a été établi. Un suivi des enfants leur a été proposé avec examen clinique, sérologie et/ou RT-PCR chikungunya en période néonatale et examen clinique et sérologie de contrôle à 6 mois de vie. Les enfants infectés ont bénéficié d'un examen clinique et d'une sérologie complémentaire à 3 mois de vie. Les données ont été relevées rétrospectivement par 2 investigateurs.

Le diagnostic d'infection maternelle à CHIKV a été prouvé par la détection du génome viral par RT-PCR dans le sérum à la phase aiguë de la maladie et/ou par la présence d'IgM anti-CHIK au décours de la maladie.

Chez les enfants, le diagnostic d'infection à CHIKV a été retenu devant la présence du génome viral par RT-PCR dans le sérum et/ou le liquide céphalo-rachidien (LCR) du nouveau-né à la phase aiguë de la maladie et/ou par la présence d'IgM sériques anti-CHIK au décours de la maladie.

2.2 - Méthodes de laboratoire

La détection des immunoglobulines sériques anti-CHIK a été réalisée par ELISA de capture (Mac-Elisa) selon les techniques et les réactifs du Centre National de Référence (CNR) des Arbovirus de Lyon et du CNR associé de l'Institut de médecine tropicale du service de santé des armées de Marseille : capture des IgM par un sérum anti-humain IgM (Sigma,I-2386) , ajouts successivement de l'antigène CHIK préparé en culture cellulaire, puis de l'ascite hyper immune de souris, révélation des anticorps par un conjugué anti-souris marqué à la peroxydase (Sigma,A-0170) ; capture des IgG par un procédé similaire. Les sérums étaient considérés comme positifs si la densité optique était supérieure à la moyenne des densités optiques des témoins négatifs plus ou moins 3 écart-types.

L'étude, ayant été réalisée pendant la période épidémique où les laboratoires de diagnostic étaient saturés avec peu de réactifs (de fabrication « artisanale ») disponibles, seule la détection des IgM était possible sur le bilan maternel et néonatal. La détection des IgG et des IgM a pu être réalisée lors des bilans à 3 et 6 mois.

La détection du génome viral par RT-PCR a été réalisée après extraction sur 200 µl d'échantillon manuellement à l'aide du kit QIAAmp Viral Minikit (Qiagen, courtaboeuf,

France) ou sur l'automate MagNa Pur (Roche Diagnostic) en utilisant le kit High Pure Viral RNA® (Roche diagnostic). La RT-PCR a été réalisée avec le kit SuperScript™One-Step RT-PCR with platinium®Taq selon la méthode de Pastorino et *al.* (72).

La quantification de la charge virale (CV) sur le sérum et le LCR a été réalisée en utilisant un plasmide avec une gamme réalisée à partir de 3 standards à $5,9 \times 10^6$, $5,9 \times 10^8$, $5,9 \times 10^{11}$ copies/ml. La CV est exprimée en CT (nombre de cycles). Le nombre de cycles est inversement proportionnel à la CV. Plus le nombre de cycles est faible, plus la CV est élevée.

2.3 - Analyses statistiques

Les comparaisons de moyennes ont été effectuées à l'aide de tests de Student. Les comparaisons de médianes ont été réalisées à partir de tests de Wilcoxon. Les comparaisons de pourcentages ont été effectuées à l'aide de tests de chi-2 ou de tests exacts de Fisher, en fonction des effectifs théoriques observés. Un résultat était considéré comme significatif si $p < 0,05$.

2.4 - Données maternelles et issues des grossesses

Les données suivantes concernant la mère et l'accouchement ont été relevées : symptomatologie maternelle, date de début des symptômes par rapport à l'accouchement, terme de la maladie, présence d'anomalies du rythme cardiaque fœtal, mode d'accouchement, terme d'accouchement, RT-PCR CHIKV, sérologie chikungunya, quantification de la charge virale.

2.5 - Données cliniques et paracliniques néonatales

Les données cliniques suivantes ont été analysées chez tous les nouveau-nés : biométries de naissance, sexe, score d'Apgar, type d'allaitement.

Chez les enfants ayant présenté des signes de chikungunya, les données suivantes ont été recueillies : âge de début des symptômes par rapport à l'accouchement, délai entre la symptomatologie maternelle et néonatale, nature des symptômes, complications éventuelles et évolution à court et à moyen terme (3 mois et 6 mois). La douleur était évaluée sur le score d'EDIN (Echelle de Douleur et d'Inconfort du nouveau-né). Les traitements suivants ont été relevés : type analgésie, traitement anti-convulsivant, transfusions érythrocytaires et/ou plaquettaires, administration de plasma frais congelé (PFC).

Les données biologiques relevées ont été : la numération formule sanguine, la numération plaquettaire, la calcémie, la natrémie, les enzymes hépatiques et cardiaques, l'hémostase, la C-reactive protein (CRP), l'analyse cytochimique du liquide céphalorachidien (LCR), la charge virale dans le plasma ou dans le LCR. Dans un centre (Centre Hospitalier Départemental Félix Guyon), un bilan cardiologique était réalisé systématiquement chez les nouveau-nés : bilan biologique (ASAT, CPK et fraction CPK-MB, troponine Ic et Pro-BNP), électrocardiogramme (ECG), échographie cardiaque.

Des examens d'imagerie ont été réalisés : échographie transfontanellaire (ETF), imagerie par résonance magnétique nucléaire (IRM) cérébrale. Les IRM cérébrales ont été relues par le Pr Girard (Centre Hospitalier Universitaire de Marseille). Le protocole d'IRM utilisé comprenait des séquences T1, T2, écho de gradient, Flair et diffusion à la phase aiguë de l'infection. Les enfants ayant une IRM initialement anormale ont bénéficié d'un ou de plusieurs examens de contrôle au décours de la maladie et/ou à 6 mois de vie.

Chez tous les enfants symptomatiques, une recherche du génome viral par RT-PCR (sang et/ou LCR) à la phase aiguë de la maladie a été réalisée et une détection d'IgM anti-CHIKV sériques a été effectuée au décours de la maladie. A l'âge de 3 mois et de 6 mois, un examen clinique pédiatrique et une recherche d'IgM et d'IgG anti-CHIKV sériques ont été réalisés.

Pour les autres enfants, un examen clinique a été réalisé par un pédiatre en période néonatale (J3 et/ou J21) et un bilan sanguin comprenant une recherche d'IgM anti-CHIK et/ou RT-PCR a été effectué en période néonatale. A l'âge de 6 mois, les enfants ont été examinés par un pédiatre et une recherche d'IgM et d'IgG anti-CHIK sériques a été réalisée.

Partie 3 - RESULTATS

Partie 3 - RESULTATS

Mille trois cent treize femmes ont accouché d'enfants vivants à la naissance entre le 1 janvier 2006 et le 14 avril 2006 dans les 2 maternités (751 au Centre Hospitalier Départemental Félix Guyon et 562 à la Clinique Sainte-Clotilde). Quatre vingt quinze femmes ayant présenté des symptômes de CHIK pendant la grossesse ou en période péripartum (incidence 7,2%) ont été colligées. Cinq mères ont été exclues de l'étude en l'absence de confirmation biologique. Les 90 mères incluses ont toutes donné naissance à des singletons vivants et 2 mères ont refusé le suivi dès la période néonatale.

Parmi les 88 enfants, 16 (18%) ont présenté une infection néonatale à CHIKV. Nous décrivons d'abord les enfants infectés.

3.1 - Nouveau-nés infectés

3.1.1 - Diagnostic de l'infection à CHIKV pour les couples mère-enfant

Seize nouveau-nés ont présenté une infection néonatale précoce à CHIKV. Le diagnostic d'infection maternelle était confirmé par détection du CHIKV par RT-PCR (10 cas sur 12 mères testées) et/ou par présence d'IgM spécifiques anti-CHIK (14 cas sur 14 mères testées). Le diagnostic d'infection néonatale était confirmé par RT-PCR dans le sérum ou le LCR (12 cas sur 15 testés) et/ou par présence d'IgM spécifiques (10 cas sur 11 testés).

3.1.2 - Histoires maternelles et issues des grossesses

Toutes les mères de nouveau-nés atteints ont présenté des symptômes de la maladie dans les jours précédents l'accouchement ou le jour (J) même, voire le lendemain de l'accouchement [extrêmes, -7 ; +1]. Une mère asymptomatique a été diagnostiquée à posteriori (présence d'IgM sériques), devant des signes cliniques apparus chez son nouveau-né quelques jours après la naissance. Les signes cliniques maternels les plus fréquemment observés étaient classiques : fièvre élevée, éruption maculo-papuleuse prédominant au tronc, myalgies diffuses, œdèmes des extrémités, arthralgies.

Des anomalies du rythme cardiaque fœtal ont été retrouvées dans 9 cas (tachycardie fœtale et DIP de type I et II). Le mode d'accouchement était une voie basse eutocique dans 9 cas, une voie basse instrumentale dans 2 cas et une césarienne a été réalisée dans 5 cas.

Le terme moyen d'accouchement était de 38 semaines d'aménorrhée (SA) avec des extrêmes de 32 à 39 SA. Deux enfants sont nés prématurément (32 SA et 35 SA) suite à une menace d'accouchement prématuré avec rupture spontanée des membranes. L'allaitement était maternel dans 2 cas et artificiel dans 14 cas. Les données générales de ces 16 couples mère-enfant sont résumées dans la figure 7.

3.1.3 - Aspects cliniques néonatals

Figure 7. Données générales sur les 16 couples mère/enfant étudiés

Mères	Age à l'accouchement (en années)	Moyenne (min ; max)	29,5 (13 ; 42)
		Ecart Type	7,6
	Délai d'apparition des symptômes / accouchement (en journées)	Moyenne (min ; max)	-1,1 (-7 ; +1)
		Ecart Type	1,9
	Mode d'accouchement	Voie Basse	11 (68,7%)
		Césarienne	5 (31,2%)
	Anomalie Rythme Cardiaque Fœtal		9 (56,2%)
Enfants	Sexe	Masculin	7 (43,8%)
		Féminin	9 (56,2%)
	Poids de naissance (en kg)	Moyenne (min ; max)	2,9 (1.8 ; 3,5)
		Ecart type	473
	Terme de naissance	Moyenne (min ; max)	38 (32 ; 39,4)
		Ecart type	3,9
	Début symptômes/accouchement (en journées)	Moyenne (min ; max)	4.1 (3 ; 10)
		Ecart type	1,9
	Délai entre symptômes maternels et néonatals (en journées)	Moyenne (min ; max)	5,2 (2 ; 10)
		Ecart type	1,9
	Allaitement	Maternel	2 (12,5%)
		Mixte	0 (0%)
		Artificiel	14 (87,5%)

Les détails des signes cliniques sont présentés pour chaque enfant dans la figure 8. Tous les nouveau-nés ont présenté des signes cliniques entre J3 et J10 de vie et le délai moyen d'apparition des symptômes entre les symptômes maternels et néonatals était de 5,2 jours [extrêmes, 2 ; 10].

Les signes cliniques les plus fréquents étaient une fièvre supérieure à 38°C (87,5%), un syndrome algique (93,7%) et une éruption (81,2%). Une enfant a présenté une forme pauci-symptomatique avec fièvre isolée à J2 (cas n°6). La durée moyenne de la fièvre était de 2,3 jours [extrêmes, 1 ; 7] et le syndrome algique a persisté en moyenne 5,6 jours [extrêmes, 3 ; 10]. Les nouveau-nés étaient algiques à la mobilisation, aux soins, aux stimulations sonores avec un score d'EDIN souvent supérieur à 5. Des antalgiques de palier 1 ont été prescrits seuls dans 6 cas (paracétamol), 5 enfants ont nécessité la prescription d'antalgiques de palier 2 (nalbuphine) et des antalgiques de palier 3 (morphine) ont été prescrits chez 5 enfants.

Treize enfants ont présenté une éruption cutanée (*cf* photos) associant initialement une érythrodermie étendue, suivie d'une desquamation secondaire des extrémités après quelques jours et/ou d'une dyschromie brunâtre à distance sur les membres, le tronc et sur le visage (péri-orificielle, pointe du nez, joues, pointe des oreilles). Deux enfants ont présenté une éruption vésiculo-bulleuse peu étendue à la phase aiguë avec absence de génome viral dans les bulles.

Chez 8 enfants, des œdèmes des extrémités, parfois volumineux et algiques à la palpation ont été observés (*cf* photos). Aucun nouveau-né n'a présenté d'arthrite clinique.

Douze nouveau-nés (75%) ont présenté des difficultés alimentaires transitoires avec nécessité d'une alimentation entérale par sonde gastrique et 10 enfants (62,5%) ont présenté une diarrhée.

Figure 8. Données cliniques concernant les 16 nouveau-nés infectés

Patient	Début symptômes (Jours de naissance)	Fièvre	Algies	Eruption	Oedèmes	Difficultés alimentaires	Diarrhée	Manifestations hémorragiques	Hypotonie	Convulsions	Troubles hémodynamiques
Cas n°1	4	+	+	+	-	-	-	-	-	-	-
Cas n°2	5	+	+	-	-	-	+	-	-	-	-
Cas n°3	3	+	+	+	-	+	+	-	-	-	-
Cas n°4	4	+	+	+	+	+	+	-	+	-	-
Cas n°5	4	+	+	+	+	+	+	-	-	-	-
Cas n°6	2	+	-	-	-	-	-	-	-	-	-
Cas n°7	5	+	+	+	+	+	-	-	+	+	-
Cas n°8	6	-	+	+	-	+	-	-	-	-	-
Cas n°9	2	-	+	+	+	-	+	-	-	-	-
Cas n°10	3	+	+	+	+	+	-	+	+	+	+
Cas n°11	3	+	+	-	+	+	+	-	-	-	-
Cas n°12	3	+	+	+	-	+	+	-	-	-	-
Cas n°13	4	+	+	+	-	+	+	-	+	-	+
Cas n°14	3	+	+	+	+	+	+	+	-	-	+
Cas n°15	10	+	+	+	-	+	-	-	+	+	-
Cas n°16	5	+	+	+	+	+	+	-	+	-	+
Total (%)		14 (87,5)	15 (93,7)	13 (81,2)	8 (50)	12 (75)	10 (62,5)	2 (12,5)	6 (37,5)	3 (18,7)	4 (25)

Figure 9. Formes cliniques néonatales

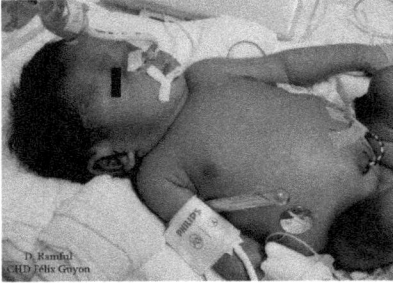

Erythrodermie initiale

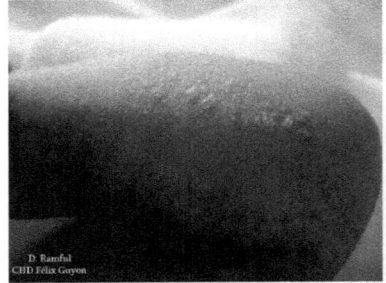

Eruption bulleuse

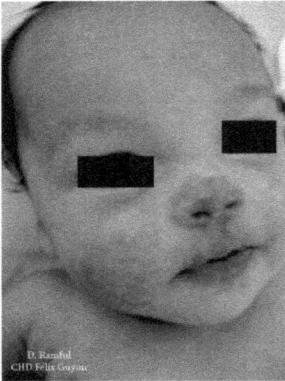

Dyschromie péri-orificielle, des
joues et de la pointe du nez

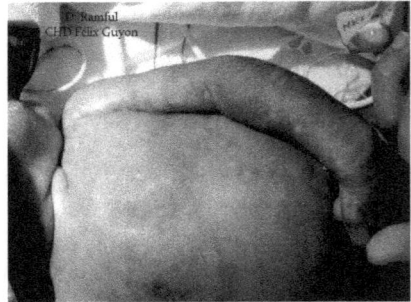

Dyschromie du tronc et des
membres

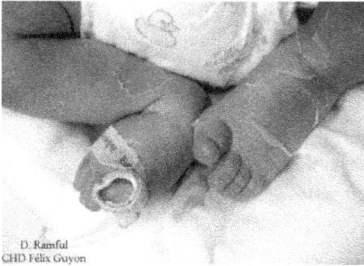

Desquamation secondaire des extrémités

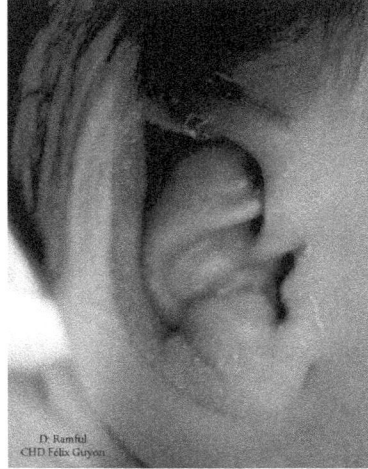

Desquamation des oreilles

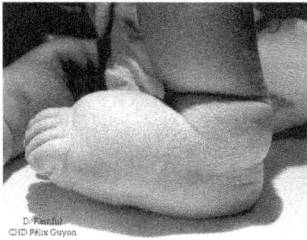

Oedèmes des pieds

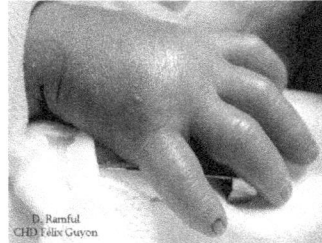

Oedèmes des mains

Des manifestations hémorragiques ont été notées dans 2 cas : 1 hémorragie intra-cérébrale (cas n°10) et une conjonctivite hémorragique (cas n°14).

Des manifestations neurologiques ont été observées dans les premiers jours de la maladie : hypotonie (6 cas), crises convulsives (cas n° 7 et 15), et état de mal convulsif (cas n°10). Les convulsions étaient généralisées, tonico-cloniques ou hypertoniques nécessitant l'administration de diazepam par voie intra rectale et une dose de charge de phénobarbital intra veineux dans 2 cas, et de phénobarbital associé au clonazepam par voie parentérale à fortes doses et prolongé dans 1 cas. Ces nouveau-nés ne présentaient pas d'anomalies hydro-électrolytiques notables initialement.

Quatre nouveau-nés ont présenté un collapsus inaugural avec nécessité de remplissage pour deux d'entre eux.

3.1.4 - Biologie et explorations complémentaires des nouveau-nés

Les données biologiques et radiologiques sont résumées dans les figures 10, 11 et 12.

Figure 10. Données biologiques concernant les 16 nouveau-nés infectés

	Plaquettes minimum (G/l)	Hémoglobine minimum (g/dl)	Lymphocytes minimum (G/l)	Calcémie minimum (mmol/l)	CRP (mg/L)	TP<50%	ASAT (UI/l)	ALAT (UI/l)	Charge virale sérique (CT)
Cas n°1	246	13,7	2,94	NF	4	-	46	15	NF
Cas n°2	210	14,7	0,5	Nf	18	NF	NF	NF	15,8
Cas n°3	113	14,8	0,25	NF	0	NF	NF	NF	NF
Cas n°4	221	8,9	1,52	NF	24	-	NF	NF	NF
Cas n°5	103	12	4,14	2,1	5	-	26	12	26,8
Cas n°6	NF	NF	NF	NF	NF	NF	NF	NF	NF
Cas n°7	102	18,2	1,02	NF	8	+	194	21	13,8
Cas n°8	266	15,2	0,53	2,3	2	NF	50	16	15,9
Cas n°9	260	15,6	5,92	NF	2	NF	NF	NF	NF
Cas n°10	73	14,5	0,65	1,9	15	+	67	14	18,1
Cas n°11	34	15,6	0,20	2,2	63	+	156	26	13
Cas n°12	54	11,2	1,07	NF	51	NF	NF	NF	15,5
Cas n°13	333	13,1	1,21	2,4	6	+	27	9	18,5
Cas n°14	63	13,5	1,24	2,6	54	+	250	31	11,9
Cas n°15	327	14	3,21	2,4	4	NF	43	19	22,1
Cas n°16	21	11,7	1,28	2,5	10	-	136	18	18,6

CT=nombre de cycles/NF =examen non fait

Les anomalies biologiques les plus souvent relevées étaient une thrombopénie (53,3%), survenant entre J3 et J4 d'évolution et une baisse du taux de prothrombine (55,5%), nécessitant parfois un traitement symptomatique par transfusion plaquettaire et/ou de plasma frais congelé. Les nouveau-nés n'ont pas présenté d'anémie à la phase aiguë. Une lymphopénie parfois profonde (<0,5 G/l chez 4 nouveau-nés) était notée à la phase aiguë (40%). L'élévation des transaminases ne concernait que les ASAT (80%), sans modification du taux des ALAT. Aucune perturbation hydro-électrolytique n'a été notée à la phase aiguë hormis chez un enfant (cas 10) qui avait une calcémie à 1,9 mmol/l dans un contexte d'hémodilution (protidémie à 45 g/l).

Une analyse cytochimique du LCR (figure 11) a été réalisée chez 13 enfants au début de la maladie. Dans 7 cas, le LCR était hémorragique (avec pour 4 enfants un rapport calculable hématies/leucocytes<1000), dans 2 cas l'analyse était impossible (coagulum) et dans les 4 autres cas, l'analyse cytologique et biochimique était normale (pléiocytose inférieure à 15 cellules/mm³, protéinorachie inférieure à 1,5g/l et glycorachie supérieure à deux fois la glycémie). La détection du génome viral du CHIKV par RT-PCR dans le LCR était positive dans 11 cas sur 12 testés, y compris dans les LCR non hémorragiques (7/7 dans les liquides non hémorragiques ou avec un rapport hématies/leucocytes<1000).

La quantification de la charge virale dans le sérum et dans le LCR a été réalisée chez 11 nouveau-nés a posteriori sur les liquides biologiques conservés. Les charges virales mesurées sont très élevées chez l'ensemble des nouveau-nés et environ 1000 fois plus élevées que dans le sérum des mères. Par ailleurs, l'analyse des charges virales réalisée à partir du sang et du LCR chez 11 nouveau-nés a révélé des taux 1000 fois supérieurs dans le sérum par rapport au LCR.

Des ETF ont été pratiquées chez 12 nouveau-nés avec 4 examens pathologiques : on retrouvait une vascularite lenticulo-thalamo-striée frontale ou pariétale soit isolée, soit associée à une hyperéchogénicité péri ventriculaire dans 3 cas (n°8, 10 et 15), soit à un œdème cérébral avec diminution de l'index de résistance vasculaire dans 1 cas (n°13).

Une IRM cérébrale a été réalisée chez 12 nouveau-nés. Les lésions observées étaient diverses et évolutives selon le stade de réalisation de l'examen par rapport au début de la maladie. Plus de la moitié (58,3%) présentaient une imagerie pathologique et tous les enfants ayant présenté un syndrome convulsif avaient une imagerie anormale.
Les examens ont révélé des lésions diffuses de la substance blanche (SB). Aucune atteinte de la substance grise n'a été notée. On a observé initialement dans les cas 7, 10 et 15 un hypersignal de la SB sus tentorielle sur la séquence de diffusion avec diminution du coefficient apparent de diffusion (ADC), suivi d'une inversion du signal de diffusion avec augmentation de l'ADC. En séquence T2 et Flair, ces lésions se présentaient comme des hypersignaux prédominants dans le territoire péri ventriculaire, mais pouvant être plus étendus (atteinte du corps calleux dans 2 cas, des centres semi-ovales, des radiations optiques). La distribution des ces lésions était linéaire, périvasculaire. L'injection de Gadolinium n'a pas permis, dans notre expérience, d'objectiver une prise de contraste anormale.
Dans ces 3 cas, on retrouvait des lésions hémorragiques au sein des lésions de la SB sus et sous tentorielle, apparaissant en hypersignal en séquence T1 et en hyposignal sur la séquence b0 de diffusion.
Deux examens (cas n°13 et 14) présentaient des lésions nodulaires millimétriques de la SB sus-tentorielle (SB péri ventriculaire, temporale et frontale), apparaissant en hypersignal en

séquence T1, et en hyposignal en séquence T2 et en séquence B0 de diffusion, correspondant à des nodules de leucomalacie focale.

Deux enfants (cas n°12 et 16) avaient des anomalies discrètes de la SB retrouvées sur les séquences en diffusion (discret hypersignal des bras postérieurs des capsules internes et/ou de la partie postérieure du corps calleux et/ou des radiations optiques).

Des anomalies à l'EEG ont été retrouvées chez 2 enfants (sur 7 EEG réalisés). Le cas n°15 avait présenté des convulsions cliniques cédant après une dose de charge de phénobarbital : l'EEG montrait un tracé pathologique avec de nombreuses bouffées de pointes ou de pointes multiples, frontales droites ou bi-frontales avec un rythme de fond peu réactif. L'examen de contrôle était normal.

Le cas n°10 a présenté un état de mal convulsif prolongé avec sédation des convulsions par phénobarbital et clonazépam. Sept EEG ont été réalisés chez cet enfant montrant initialement un tracé d'état de mal convulsif puis à J3 la présence de burst suppression, persistant à J5, avec début de modulations du tracé de fond à J7. A J10 on retrouvait un tracé toujours trop lent avec des bouffées de pointes ondes bilatérales à prédominance frontale. L'examen de contrôle était normal.

Le cas n°7 a également bénéficié d'un EEG qui était normal au décours de la maladie.

Figure 11. Données neurologiques concernant les 16 nouveau-nés étudiés

	Cytologie LCR Leucocytes (cellules/mm³)	Cytologie LCR Hématies (cellules/mm³)	Protéinorachie (g/l)	Glycorachie (mmol/l)	PCR CHIKV qualitative LCR	Charge virale (CT)	ETF[1]	IRM[1]	EEG[1]
Cas n°1	15	>100 000	1,2	1,9	-	NF	1	NF	NF
Cas n°2	1	1280	NF	3,4	+	NF	1	1	NF
Cas n°3	25	>100 000	1,3	3,4	NF	NF	NF	NF	1
Cas n°4	2	3200	0,8	2,1	+	30,4	1	1	NF
Cas n°5	120	130 000	1,4	1,8	+	36,6	1	1	1
Cas n°6	NF	NF	NF	NF	NF	NF	NF	NF	NF
Cas n°7	1	30	1,1	1,7	+	32,5	1	2	1
Cas n°8	2	0	0,4	2,3	+	37	2	1	NF
Cas n°9	NF	NF	NF	NF	NF	22,1	NF	NF	NF
Cas n°10	NF	Coagulum	NF	NF	+	23,4	2	2	2
Cas n°11	80	>100 000	1	1,9	+	19,6	1	1	NF
Cas n°12	12	5	0,8	2,4	+	27,9	1	2	1
Cas n°13	1	0	0,8	2,6	+	>40	2	2	NF
Cas n°14	NF	Coagulum	NF	NF	+	13,5	NF	2	NF
Cas n°15	NF	NF	NF	NF	NF	NF	2	2	2
Cas n°16	0	1000	0,6	3,1	+	28,8	1	2	1

[1] interprétation des données : 1=normal, 2=anormal / NF=non fait
NB : l'analyse cytologique des cas 10 et 14 n'a pas été réalisée en raison d'un coagulum

Figure 12. IRM pathologiques des enfants infectés

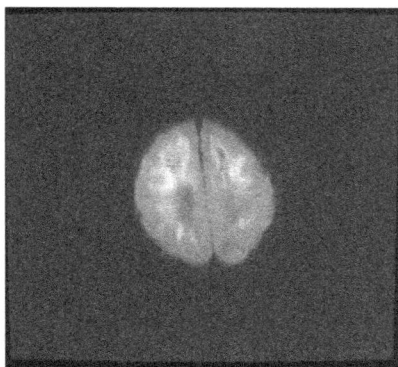

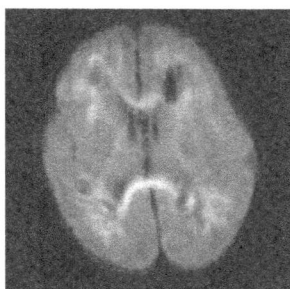

Séquence en diffusion (cas n°10) : hypersignal initial (avec atteinte du corps calleux à droite) (J 15)

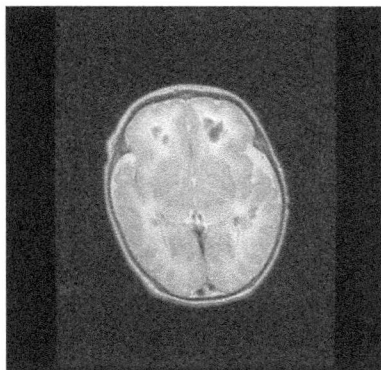

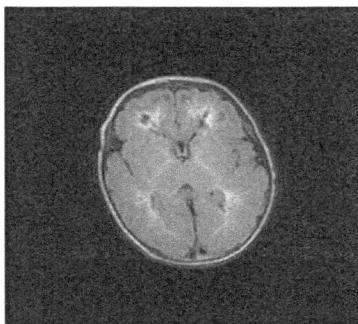

Séquence T2 (cas n°7) : plages d'hypersignaux péri ventriculaires et cavitations hémorragiques (J15)

Séquence Flair (cas n°15) : hypersignaux de la SB et plages hémorragiques (J15)

Les données biologiques et paracliniques de 8 enfants qui ont bénéficié d'une exploration cardiologique sont résumées dans la figure 13. Ces 8 enfants avaient des ASAT entre 2 et 6 fois la normale, 5 une élévation des CPK et CKMB et 3 enfants avaient un taux de troponine anormal entre 0,1 et 0,2 ng/l. La proBNP était constamment altérée, avec des taux parfois très élevés (>10000 pg/ml), même en l'absence de signes échographiques.

Cinq nouveau-nés présentaient des anomalies à l'ECG : tachycardie sinusale (3cas), microvoltage (1 cas), anomalies de la repolarisation (2 cas).

Plusieurs types d'anomalies, parfois associées chez un même nouveau-né, ont été mises en évidence chez deux enfants : hypertrophie myocardique, dysfonction du ventricule gauche et dilatations des coronaires. Il s'agissait de dilatations modérées (« coronaires trop bien vues ») avec des parois hyperéchogènes, épaissies, touchant les deux artères coronaires.

Figure 13. Données cardiologiques cliniques et paracliniques concernant 8 cas

	Signes cliniques cardiaques	Electrocardiogramme	Echographie cardiaque	Biologie				
				ASAT	CK	CKMB	Tic	ProBNP
Cas n°5	Aucun	N	N	46	57	18	NF	4175
Cas n°8	Aucun	N	N	50	535	NF	NF	NF
Cas n°11	Tachycardie	Tachycardie sinusale	N	156	1113	105	0	NF
Cas n°12	Aucun	N	N	NF	NF	NF	NF	NF
Cas n°13	Collapsus initial	Tachycardie sinusale	N	27	144	24	NF	1681
Cas n°14	Syndrome algique majeur	Microvoltage Anomalies de la repolarisation	HVG Dysfonction VG Dilatation des coronaires droite/gauche	250	1385	148	0,13	11225
Cas n°15	Aucun	Tachycardie sinusale	N	43	56	17	0,1	1342
Cas n°16	Syndrome algique majeur Malaise	Anomalies de la repolarisation	HVG Dilatation des coronaires droite/gauche	136	1417	74	0,11	8395

ASAT= aspartate amino-transférase (UI/l)
CK= créatine kinase (UI/l)
CKMB= fraction myocarditique de la créatine kinase (UI/l)
Tic= fraction Ic de la troponine (ng/l)
ProBNP= peptide cérébral natriurétique (pg/ml)
HVG= hypertrophie ventriculaire gauche
HTAP= hypertension artérielle pulmonaire
N=normal / NF= non fait

3.1.5 - Traitement et évolution à court terme

Quinze nouveau-nés (93,7%) ayant présenté une infection à CHIKV ont été hospitalisés en unité de soins intensifs ou en réanimation néonatale. Le traitement des nouveau-nés infectés a été symptomatique, en l'absence de traitement curatif validé. La durée moyenne d'hospitalisation a été de 13 jours avec des extrêmes de 0 à 55 jours. Aucun nouveau-né n'est décédé.

Le recours à la ventilation assistée a été nécessaire chez une enfant présentant des manifestations neurologiques graves (état de mal convulsif, cas n°10).

Des transfusions plaquettaires ont été réalisées chez 3 enfants devant une thrombopénie avec manifestations hémorragiques et/ou devant une thrombopénie sévère (<50 G/l). Aucun traitement par corticothérapie n'a été entrepris. Après un nadir entre J3 et J5 de la maladie, on obtenait une normalisation des taux de plaquettes. Une transfusion de culot globulaire a été réalisée devant l'apparition d'anémie secondaire associée à un syndrome hémorragique (1 cas). Des transfusions de PFC ont été réalisées dans 4 cas devant des perturbations sévères du bilan d'hémostase (TP<50%, fibrinogène<1g/l).

3.1.6 - Evolution à moyen terme (6 mois)

Quatorze enfants (87,5%) ont bénéficié d'une consultation de suivi à 6 mois. Deux enfants ont été perdus de vue par refus de suivi parental.

Aucun enfant n'a présenté dans l'intervalle une récidive des signes cliniques de la maladie (« rechute »).

La croissance staturo-pondérale des enfants était normale.

Deux enfants avaient des séquelles neurologiques (12,5%). Concernant le cas n°10, qui avait présenté un état de mal convulsif sévère, il persistait une motricité libérée pathologique avec une microcéphalie au 3ième percentile, dans un contexte de retard de croissance intra-utérin (RCIU) harmonieux à la naissance (non imputable à l'infection). Le cas n°14 (pas de convulsions initialement, mais anomalies à l'IRM cérébrale) avait une hypertonie modérée au niveau des membres inférieurs.

Quatre enfants (cas n° 10, 13, 14, 15) ont bénéficié d'un contrôle IRM à 6 mois (enfants ayant une IRM initiale pathologique) qui a retrouvé une disparition des lésions diffuses au niveau de la SB avec persistance des lésions hémorragiques à un stade séquellaire (hyposignal T2 et sur la séquence en écho de gradient) (*cf* figure 14).

Figure 14. Cavitation post hémorragique à l'IRM (écho gradient)

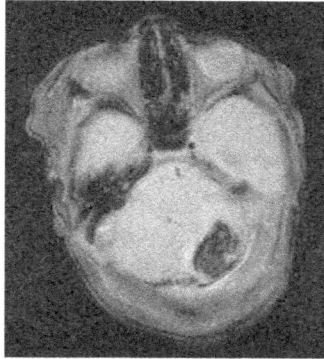

Trois enfants sur les 13 ayant présenté une atteinte cutanée initialement ont gardé des séquelles dermatologiques. Les cas 5 et 15 avaient encore des taches dyschromiques avec un aspect épaissi et granuleux de la peau et le cas 2 présentait des lésions hypopigmentées péri-orificielles.

Sur le plan cardiologique, les cas n°1 et n°2 présentaient toujours une échographie pathologique avec des coronaires à parois épaisses sans dilatation anévrysmale secondaire. Leur fonction cardiaque (fraction d'éjection et de raccourcissement du ventricule gauche) était normale à 3 mois.

L'évolution sérologique a pu être étudiée chez 13 nouveau-nés à 3 mois (81,2%) et chez 15 nouveau-nés à 6 mois (93,7%). Toutes les sérologies réalisées étaient négatives en IgM et positives en IgG à 3 mois et à 6 mois. Les taux d'IgG étaient équivalents à 3 mois et à 6 mois de vie avec un taux moyen à 1,7 [extrêmes, 0,3 ; 2,15] à 6 mois contre 1,15 [extrêmes, 0,88 ; 2,33] à 3 mois.

3.2 - Nouveau-nés non infectés

Quatre-vingt-quinze femmes ont présenté des symptômes de chikungunya pendant leur grossesse ou en période péripartum entre le 1 janvier et le 14 avril 2006. Cinq mères ont été exclues de l'étude en l'absence de confirmation biologique. Les 90 mères incluses ont toutes donné naissance à des singletons et 2 mères ont refusé le suivi de leurs enfants dès la période néonatale. Des 88 enfants, nous décrivons maintenant les 72 nouveau-nés (81,2%) non infectés.

3.2.1 - Histoires maternelles et issues des grossesses

Les données sont regroupées dans la figure 15. Le diagnostic d'infection maternelle était confirmé par la détection du génome viral par RT-PCR (28 cas) et/ou par la présence d'IgM spécifiques anti-CHIK (55 cas).

Toutes les mères ont présenté des symptômes de chikungunya au troisième trimestre de grossesse ou à la fin du deuxième trimestre, et pour 6 d'entre elles, le jour ou dans les 48 heures suivant l'accouchement (J-102 à J+2). Les signes cliniques maternels étaient classiques.

Le mode d'accouchement était une voie basse dans 55 cas, une césarienne dans 17 cas. Les troubles du rythme cardiaque fœtal étaient observés dans 8 cas. Le terme moyen de naissance était de 38 SA [extrêmes, 24 ; 41]. L'allaitement était maternel ou mixte dans 28 cas, artificiel dans 44 cas.

Figure 15. Données générales sur les 72 couples mère/enfant non infectés étudiés

Mères	Age à l'accouchement (en années)	Moyenne (min ; max)	27,9 (18 ; 43)
		Ecart Type	7,6
	Délai d'apparition des symptômes / accouchement (en journées)	Moyenne (min ; max)	-30,5 (-102 ; +2)
		Ecart Type	25
	Mode d'accouchement	Voie Basse	55 (76,4%)
		Césarienne	17 (23,6%)
	Anomalie Rythme Cardiaque Fœtal		8 (11,1%)
Enfants	Sexe	Masculin	43 (59,7%)
		Féminin	29 (40,3%)
	Poids de naissance (en kg)	Moyenne (min ; max)	2,9 (0,6 ; 4,1)
		Ecart type	619
	Terme de naissance	Moyenne (min ; max)	38 (24 ; 41)
		Ecart type	2,8
	Allaitement	Maternel	19 (26,4%)
		Mixte	9 (12,5%)
		Artificiel	44 (61,1%)

3.2.2 - Aspects cliniques néonatals et évolution à court terme

Des 72 nouveau-nés qui n'ont pas présenté un chikungunya néonatal, 7 ont été hospitalisés pour d'autres raisons : 2 ont présenté un syndrome fébrile avec myocardite sans étiologie déterminée (deux sérologies négatives en IgM anti-CHIK au décours de la maladie), 3 pour une prématurité provoquée (24 SA, 26 SA et 34 SA) sans rapport avec l'infection maternelle à CHIKV (toxémie gravidique), 1 pour hernie diaphragmatique et 1 pour une inhalation de liquide amniotique méconial. Deux enfants (prématurés de 24 et 26 SA) sont décédés des complications liées à leur grande prématurité (à J2 et à 1 mois de vie).

Les autres enfants avaient un examen clinique néonatal normal et ne présentaient pas de malformations apparentes. L'examen neuromoteur était corrélé à l'âge chronologique. Deux nouveau-nés présentaient une microcéphalie au 3ième percentile, avec RCIU. On notait un RCIU au 10ième percentile à 37 SA chez un enfant, dans un contexte vasculaire maternel (hypertention artérielle gravidique).

3.2.3 - Evolution sérologique des enfants

Les données sont présentées dans la figure 16.

Figure 16. Evolution sérologique des 72 enfants non infectés

Enfants			
	PCR sérum n =72	Nb d'enfants testés (%/échantillon)	46 (63,8)
		Nb d'examens négatifs (%/Nb d'enfants testés)	46 (100)
	Sérologie IgM sérum (J3) n =72	Nb d'enfants testés (%/échantillon)	40 (55,5)
		Nb d'examens négatifs (%/Nb d'enfants testés)	39 (97,5)
	Sérologie IgM sérum (J15-M1) n =70	Nb d'enfants testés (%/échantillon)	33 (47,1)
		Nb d'examens négatifs (%/Nb d'enfants testés)	33 (100)
	Sérologie IgM sérum (M6) n=70	Nb d'enfants testés (%/échantillon)	56 (80)
		Nb d'examens négatifs (%/Nb d'enfants testés)	56 (100)
	Sérologie IgG sérum (M6) n= 70	Nb d'enfants testés (%/échantillon)	56 (80)
		Nb d'examens négatifs (%/Nb d'enfants testés)	53 (94,6)

J=jour/M=mois
n=nombre de cas étudiés

Quarante-six enfants (63,8%) ont bénéficié d'une recherche du génome viral par RT-PCR en période néonatale (entre J3 et J8) qui s'est révélée négative dans tous les cas.

La recherche d'IgM anti-CHIKV en période néonatale n'a pu être réalisée chez 8 enfants pour cause de prélèvement insuffisant. La recherche d'IgM anti-CHIKV réalisée chez les 62 autres enfants en période néonatale (J3-M1) s'est révélée négative dans tous les cas sauf un. Mais il s'agit d'un enfant qui avait une sérologie faussement positive en IgM initialement car les contrôles au troisième et au sixième mois n'ont pas retrouvé d'IgM ou d'IgG.

Six enfants, nés vers la fin de l'étude, ont pu bénéficier d'une recherche d'IgG en période néonatale (4 entre J3-J5, 2 à 3 semaines de vie) qui s'est révélée positive à des taux significatifs.

3.2.4 - Evolution à moyen terme (6 mois)

Des 70 survivants, 57 enfants ont été revus à 6 mois de vie (81,4%).

A l'interrogatoire familial, aucun enfant n'a présenté de signes cliniques d'infection à CHIKV dans l'intervalle.

La croissance staturo-pondérale de l'ensemble des enfants était normale avec des extrêmes entre le 25ième et 75ième percentile. L'examen somatique et neuromoteur était normal, le développement psychomoteur était corrélé à l'âge chronologique ou post-menstruel chez les prématurés à l'exception d'un enfant qui présentait une dysmorphie faciale avec microcéphalie mais avec un développement psychomoteur excellent. Un syndrome de Wiedemann-Beckwith a été diagnostiqué chez un enfant dans l'intervalle.

Quatre enfants ont eu une sérologie chikungunya au troisième mois : toutes étaient négatives en IgM, trois négatives en IgG et une positive en IgG (taux d'anticorps à 0,27). Trois d'entre eux ont bénéficié d'un contrôle sérologique à 6 mois : 2 étaient négatifs en IgM et IgG et celui ayant une sérologie positive à 3 mois avait un taux d'anticorps IgG « limite ».

Cinquante trois nouveau-nés asymptomatiques avaient une sérologie négative en IgM et IgG au sixième mois. Trois nouveau-nés avaient une sérologie IgG « limite » (entre 0,10 et 0,12) à 6 mois.

Au total, chez les enfants survivants qui ont bénéficié d'une sérologie de contrôle avec recherche d'IgM et d'IgG (n=57) à 3 et 6 mois, une infection à chikungunya a été infirmée biologiquement chez 54 enfants (n=54/57, 94,7%). Trois enfants avaient des IgG à des taux faibles, à la limite de la significativité. Ces 3 enfants étaient issus de mères ayant déclaré des symptômes de chikungunya entre 25 et 70 jours avant l'accouchement.

3.3 - Exposition périnatale au virus

Dans notre cohorte, le taux de transmission materno-fœtale est de 18,2% (16 enfants infectés/88 enfants inclus). Les 16 enfants infectés sont tous issus de mères ayant déclaré un chikungunya en période périnatale. Par conséquent, nous avons dans un deuxième temps comparé deux sous-groupes de nouveau-nés de notre cohorte issus de mères ayant déclaré un chikungunya en péripartum, soit entre J-8 et J+4 par rapport à l'accouchement. Ce délai a été défini à partir de données de la littérature (1) concernant la période virémique qui comprend la phase silencieuse d'incubation (4 à 7 jours) et la phase symptomatique (7 à 8 jours). Trente-neuf couples mère/enfant ont été étudiés avec 16 nouveau-nés infectés et 23 enfants non infectés soit un taux de transmission materno-fœtale en période périnatale de **41%** (16 nouveau-nés infectés/39 nouveau-nés dont la mère a été infectée en péripartum).
Les données sont regroupées dans la figure 17.

Figure 17. Données maternelles, obstétricales et néonatales chez 39 couples mère/enfant dont la mère a été infectée en péripartum.

	Enfants infectés (16)	Enfants non infectés (23)	Significativité (p)
Données maternelles :			
Age maternel (en années) : moyenne (min ; max)	29,5 (14 ; 42)	29 (17 ; 40)	0,43
Délai signes cliniques / accouchement (en jours) : Moyenne (min ; max)	**-1,1 (-7 ; 0)**	-4,1 (-8 ; +3)	**0,01**
Charge virale maternelle (en copies/ml) : moyenne (min ; max)	4.10^7 ($3,5.10^7$; $5,2.10^7$)	3.10^7 ($1,3.10^7$; $6,2.10^7$)	0,38
Etat nutritionnel	n.e	n.e	
Sévérité des signes cliniques	n.e	n.e	
Fièvre maternelle à l'accouchement (%)	**13 (81,2%)** N=16	4 (18,1%) N=22	**0,0**
Données obstétricales :			
Mode d'accouchement -Voie basse (%) -Césarienne (%)	11 (68,7) 5 (32,3)	15 (65,2) 8 (34)	0,3
Troubles du rythme cardiaque fœtal (%)	**9 (56,2)**	5 (21,7)	**0,02**
Délai de rupture des membranes	n.e	n.e	
Hémorragie de la délivrance	n.e	n.e	
Accouchement instrumental (ventouse, forceps)	2 (12,5)	0 (0)	0,3
Monitoring foetal invasif (électrode sur le scalp, pH)	Non	non	
Données des nouveau-nés:			
Sexe -Féminin (%) -Masculin (%)	9 (56,2) 7 (43,8)	10 (43,4) 13 (56,5)	0,43
Terme: moyenne (min ; max)	37,7 (32 ; 40,5)	37,6 (24 ; 40,4)	0,9
Nombre de prématurés	**3 (18,7)**	2 (8,7)	0,63
Poids de naissance : moyenne (min ; max)	2,94 (1,8 ; 3,68)	2,92 (0,65 ; 3,66)	0,9
Apgar -<5 à 1 minute (%) -<5 à 10 minutes (%) -<10 à 10 minutes (%)	0 (0) 0 (0) 1 (6)	2 (8) 0 (0) 2 (8)	0,33 0,75 0,33
Allaitement maternel ou mixte	2 (12)	5 (21,7)	0,38

n.e : non étudié/n=nombre de cas étudiés

On retrouve un résultat significatif concernant 2 données : le délai des signes cliniques par rapport à l'accouchement et la fièvre maternelle à l'accouchement.
Les signes cliniques maternels étaient plus proches de l'accouchement dans le groupe des enfants infectés avec une moyenne de -1,1 jours contre -4,1 jours chez les enfants non infectés (p=0,01). La figure 18 illustre cette notion.
Treize mères (81,2%) étaient fébriles à l'accouchement dans le groupe des enfants infectés contre 4(18,1%) dans le groupe des enfants non infectés (p=0,0).

Figure 18. Délai des symptômes maternels par rapport à l'accouchement

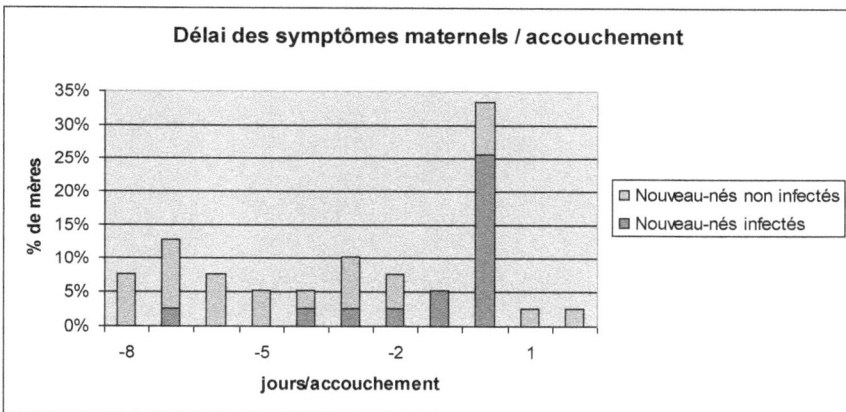

Les autres données ne sont pas significatives.

Concernant les facteurs maternels, il n'a pas été noté de différence significative en terme d'âge à l'accouchement, et de charge virale maternelle.

Concernant le mode d'accouchement il n'a pas été noté de différence significative entre les 2 groupes. Il y avait plus de troubles du rythme cardiaque fœtal dans le groupe des enfants infectés (56,2% contre 21,7%).
Un monotoring fœtal invasif n'était pas réalisé dans les maternités et les taux d'accouchement par voie instrumentale ne présentaient pas de différence significative entre les 2 groupes.
Certains critères obstétricaux n'ont cependant pas pu être relevés comme le délai de rupture des membranes et la notion d'hémorragie de la délivrance.
Les données fœtales ne montraient pas de différence en terme de poids de naissance, sexe, terme et score d'Apgar. Parmi les enfants infectés, trois enfants (18,7%) sont nés prématurément, dont 2 naissances à relier à l'infection à CHIKV dans un contexte très fébrile maternel avec souffrance fœtale aiguë.

Deux enfants (12%) ont été allaités dans le groupe des enfants infectés et 5 (21,7%) dans le groupe des enfants non infectés. Pendant l'épidémie, en l'absence de données fiables, l'allaitement était autorisé en dehors de la période virémique, expliquant un taux faible d'allaitement maternel dans le groupe des enfants infectés.

Partie 4 - DISCUSSION

Partie 4 - DISCUSSION

L'épidémie qui a touché la Réunion en 2005-2006 a permis de décrire, pour la première fois, le devenir des enfants exposés au chikungunya pendant la grossesse. Elle a révélé des infections néonatales précoces à CHIKV dues à une transmission materno-fœtale du virus. La forme néonatale de la maladie a permis de rappeler les formes sévères du chikungunya, affection longtemps considérée comme bénigne. Nous essayerons d'approcher les mécanismes de ce mode de transmission inédit avant l'épidémie réunionnaise.

4.1 - Epidémiologie de l'infection à chikungunya chez la femme enceinte et limites de l'étude

4.1.1 - Epidémiologie de l'infection à CHIKV chez la femme enceinte

L'incidence des femmes enceintes ayant contracté le CHIKV dans notre étude reste très inférieure à l'incidence de l'infection dans la population générale (7,2% contre 34%). Plusieurs raisons peuvent être évoquées :
- une meilleure sensibilisation des femmes enceintes aux campagnes d'éducation sanitaire avec respect des précautions de protection individuelle (répulsifs approuvés, vêtements longs)
- une moindre exposition à l'extérieur des femmes enceintes
- l'existence de formes asymptomatiques, même si elle parait faible (évaluée à environ 5% lors de l'épidémie)
- déclaration spontanée des femmes dans notre série
- réalisation de l'étude pendant une période de temps limitée à 4 mois et demi pendant la période épidémique (ne prenant pas en compte l'ensemble des femmes infectées pendant leur grossesse)
- un « état immun » spécifique, lié à la grossesse qui « protègerait » en quelque sorte les femmes enceintes de l'infection à CHIKV

4.1.2 - Limitations de l'étude

Notre série comporte certaines faiblesses, en particulier notre série ne prend en compte que les naissances vivantes et aucune donnée n'est disponible concernant les morts fœtales in utero (MFIU) ainsi que d'éventuelles embryopathies ou foetopathies létales.

D'autre part, il n'y a pas dans notre étude de femmes ayant présenté une infection à CHIKV au premier trimestre, et très peu au deuxième trimestre. Seule une étude prospective cas-témoins incluant systématiquement les femmes enceintes peut répondre de manière fiable aux questions concernant une exposition précoce au virus. Ceci est en cours de réalisation dans le cadre du Projet Hospitalier de Recherche Clinique (PHRC) « Chimère » : il s'agit d'une étude prospective cas-témoins, avec inclusion, d'Avril 2006 à Septembre 2006, de femmes enceintes ayant ou non fait une infection à CHIKV, avec suivi et devenir de leurs nouveau-nés sur le plan psychomoteur, neurosensoriel et sérologique jusqu'à 2 ans.

4.2 - Formes cliniques néonatales d'infection à CHIKV

4.2.1 - Formes néonatales « classiques »

Certains nouveau-nés ont présenté une forme clinique et biologique proche de la forme classique de l'adulte, sans signes de gravité : fièvre, éruption cutanée, algies diffuses et oedèmes des extrémités. L'intensité du syndrome algique était remarquable avec nécessité d'utilisation de morphiniques dans deux tiers des cas.

Dans 60 à 70% des cas, on a observé un refus de téter imposant un recours initialement à une alimentation entérale et/ou à une alimentation parentérale, de mécanismes probablement intriqués : syndrome hyperalgique, perturbations neurologiques, ou manifestations digestives proprement dites (diarrhée).
Les manifestations digestives à type de diarrhée et/ou de ballonnement abdominal évoquent une atteinte épithéliale de la muqueuse intestinale. Les enfants ont été réalimentés progressivement avec du lait de mère ou un lait premier âge classique sans observation d'intolérance aux protéines de lait de vache secondaire.

L'atteinte cutanée, quasi constante a retenu notre attention par sa spécificité : à la phase érythrodermique initiale, succédait une dyschromie brune péri-orificielle du visage typique, en « truffe » sur le nez, atteignant aussi les pointes des oreilles et la racine des membres.

Les anomalies biologiques associaient, de manière similaire à l'adulte, une augmentation modérée de la CRP, une lymphopénie parfois parfonde (3 cas<500/mm^3), une augmentation des ASAT et une baisse modérée du TP.

Les formes cliniques néonatales non compliquées régressaient en quelques jours à 2 semaines sans séquelles à moyen terme (6 mois) mais avec parfois persistance de lésions cutanées dyschromiques.

Cependant, la bénignité des formes cliniques réunionnaises mérite d'être pondérée pour plusieurs raisons. D'une part, la majorité des nouveau-nés ont dû être hospitalisés dans un service de soins intensifs et/ou de réanimation néonatale. D'autre part, en l'absence de signes cliniques neurologiques ou cardiologiques ont été relevées des perturbations biologiques et/ou radiologiques : présence intra-thécale du génome du CHIKV, perturbations du bilan cardio-vasculaire ou imagerie cérébrale anormale (ETF et/ou IRM).

L'évolution sérologique des enfants infectés montre la disparition des IgM anti-CHIKV à 3 mois et la présence d'IgG à 3 et 6 mois, témoins d'une immunité résiduelle. Il s'agit d'une cinétique classique après infection materno-fœtale, en particulier sur la durée de vie des IgM (73). Cependant, il est difficile de parler d'immunité protectrice résiduelle en tenant compte du potentiel de mutagénèse du virus.

4.2.2 - Formes néonatales compliquées

Nos observations durant l'épidémie réunionnaise ont révélé des formes compliquées hémorragiques, cardiaques et neurologiques, décrites dans la littérature mais de façon parcellaire et souvent confondues avec les épidémies de dengue. La comparaison des charges virales entre les mères et les nouveau-nés montre des chiffres environ 1000 fois plus élevés chez les nouveau-nés, évoquant par là une réplication virale plus importante, et amène à se poser la question de formes plus sévères. Notre étude n'a pas montré de lien entre forme clinique sévère et charge virale plus élevée.

Certains nouveau-nés ont présenté des formes intriquées, que nous présenterons successivement pour la clarté de l'exposé.

4.2.2.1 - Manifestations hémorragiques

Dans notre étude, on a observé 2 types de manifestations hémorragiques : hémorragie conjonctivale et hémorragies intra-cérébrales diffuses. En outre, l'observation de l'épidémie a permis de mettre en évidence des atteintes digestives à type de rectorragies. Un enfant prématuré (36 SA) est décédé à J4 de vie d'une entérocolite ulcéronécrosante avec septicémie à bacille gram négatif à la phase aiguë d'une infection à CHIKV (74). Les manifestations hémorragiques étaient de sévérité variable et souvent associées à une thrombopénie et/ou à des troubles de l'hémostase. Les syndromes hémorragiques sévères s'accompagnaient de thrombopénie sévère et/ou de signes débutants de coagulation intra-vasculaire disséminée, nécessitant un traitement symptomatique d'urgence (transfusion de plaquettes et/ou de plasma frais congelé).

Le chikungunya n'est pas habituellement considéré comme un agent classique de « fièvres hémorragiques ». Sa responsabilité a été évoquée au cours d'épidémies en Asie du Sud-est et en Inde. Dans une série pédiatrique de « fièvre hémorragique thaïlandaise », une infection à CHIKV a été documentée chez 32 enfants parmi 628 patients de moins de 14 ans hospitalisés pour une fièvre hémorragique (75). Il s'agissait de manifestations mineures à type de pétéchies et d'épistaxis avec un taux de plaquettes normal. Dans une autre série de 681 patients, on ne retrouve que 9 cas confirmés de CHIKV avec une baisse modérée des plaquettes. Les auteurs notent une destruction mégacaryocytaire précoce et massive après inoculation de certaines souches du virus de la dengue (76).

La description d'une importante épidémie de CHIKV en Inde en 1963-1964 a permis de décrire des manifestations hémorragiques sévères chez les nourrissons et les jeunes enfants : hématémèse, melaena, hématurie. Les taux de plaquettes dans ces observations étaient de 45 à 160 G/l (77, 78). Enfin, une observation de décès d'un enfant de 6 ans a été rapportée dans un tableau d'hémorragie profuse avec coagulation intra-vasculaire disséminée (77).

En expérimentation animale, l'inoculation du CHIKV (souche thaïlandaise) à des rongeurs non sevrés entraîne une maladie hémorragique fatale par entéropathie hémorragique et, dans une moindre mesure des hémorragies articulaires, cutanées et vésicales (79, 80). Sur le plan anatomo-pathologique, les travaux de Chastel par inoculation de souches asiatiques et africaines à des souriceaux ont mis en évidence certaines souches à tropisme hématologique (KLA 16) avec une propension à donner des signes hémorragiques : elles seraient très répandues en Asie du sud est (Thaïlande essentiellement mais de façon paradoxale pas au Cambodge) (81). Des anomalies biologiques ont pu être observées à partir de ces études : thrombopénie, allongement du temps de saignement, du temps de coagulation, baisse du TP et chute des facteurs V, VII et X. Un traitement par hémisuccinate d'hydrocortisone n'était pas protecteur et, au contraire aggravait l'incidence des hémorragies et la mortalité (79).

4.2.2.2 - Manifestations neurologiques et facteurs de neurovirulence ?

Certains nouveau-nés ont présenté des complications neurologiques de sévérité variable : hypotonie, troubles de la conscience, convulsions avec parfois état de mal convulsif.

La présence du génome viral dans le LCR a été quasi constante (11 fois sur 12 testés), témoignant du neurotropisme du CHIKV. Le terme d'encéphalopathie liée au CHIKV a été retenu plutôt que celui d'encéphalite en l'absence de pléiocytose et de confirmation anatomopathologique, et aucune culture virale n'a été réalisée dans le LCR. Par ailleurs, l'analyse des charges virales était en faveur d'une absence de réplication intra-thécale du virus car les taux dans le LCR étaient 1000 fois moins élevés que dans le sérum.

Les données d'imagerie cérébrale ont permis de mieux appréhender l'atteinte neurologique du CHIKV. La présence d'une vascularite thalamo-striée à l'ETF évoque un tropisme vasculaire du virus et rappelle les lésions observées lors de l'infection à Cytomégalovirus. Ceci est conforté par les lésions IRM de la substance blanche, décrites comme linéaires et périvasculaires. L'inversion du signal de la SB sur l'imagerie en diffusion témoigne en un mois de l'évolution d'un oedème cytotoxique précoce vers un œdème vasogénique. Au sein des lésions cytotoxiques se développent précocement des plages hémorragiques dans certains cas. Les lésions nodulaires, pour leur part, sont attribuables à des pétéchies microhémorragiques.

La reconnaissance de formes neurologiques du CHIKV est un fait remarquable de l'épidémie de la Réunion. Durant la même épidémie, des cas de méningo-encéphalites et de polyradiculonévrites liées au CHIKV ont été rapportés chez les adultes (1). Au cours de l'épidémie qui a sévi en Inde en 1964 et au Cambodge, des atteintes neurosensorielles de gravité variable ont été décrites : troubles de la conscience (confusion, coma), convulsions brèves ou prolongées, syndromes méningés, méningo-encéphalites, opthalmoplégie transitoire, polyradiculonévrites, atteinte de la VIII paire crânienne. L'analyse du LCR, quand elle a été réalisée, ne retrouvait pas d'anomalie cytologique ni biochimique (78, 82, 83). Une des études a fait état d'un tiers de convulsions, parfois longues et compliquées de séquelles parmi les enfants infectés par le CHIKV (84).

Une série de 15 nouveau-nés hospitalisés en période néonatale pour « encéphalite » néonatale à CHIKV (convulsions dans 14 cas) a récemment été décrite en Inde lors de l'épidémie 2006 avec décès (avec participation cardiologique intriquée) dans 4 cas (85).

Le tropisme neurologique des souches africaines et asiatiques du CHIKV a été démontré sur le plan expérimental après inoculation du virus chez le souriceau. Les lésions de l'encéphale observées évoluent en 2 temps. L'étude macroscopique met en évidence des hémorragies cérébrales péri ventriculaires et des hémorragies cérébelleuses. L'étude histologique montre initialement des lésions vasculaires avec une congestion des capillaires cérébraux, suivie d'hémorragies péri-capillaires prédominantes à la face externe des ventricules latéraux et bordées d'une réaction gliale. Secondairement, on observe des lésions neuronales qui prédominent au niveau des cornes d'Ammon, du cortex et des noyaux du mésencéphale (81, 86).

Les observations anatomopathologiques réalisées sur des autopsies d'adultes dans le cadre de l'épidémie réunionnaise (2 cas) ont révélé une positivité de l'immuno-histochimie au niveau des cellules gliales (87).

Le CHIKV appartient au genre Alphavirus dont certains sont neurotropes. Les encéphalites équines nord-américaines et encéphalites équines vénézuéliennes sont responsables de méningo-encéphalites chez l'homme. En expérimentation animale, certains alphavirus comme le virus Sindbis ou le virus Semliki Forest sont des modèles d'étude pour la pathogénie des encéphalites virales (88, 89). Ils entraînent des lésions neurologiques dont la gravité est plus grande sur le système nerveux immature des plus jeunes souris : encéphalite aiguë fatale, encéphalite subaiguë avec démyélinisation secondaire sur les populations neuronales en développement, infection subaiguë persistante du système nerveux central sur les populations neuronales matures. Les neurones et oligodendrocytes sont les cibles privilégiées au cours de ces infections et présentent dans les cas extrêmes des phénomènes d'apoptose secondaires à l'agression virale en soi ou à la réponse immunitaire.

Cependant, peu de données étaient disponibles concernant le chikungunya avant l'épidémie réunionnaise: seulement 2 souches de CHIKV ont été isolées antérieurement chez des enfants présentant des signes cliniques d'encéphalopathie et/ou de méningite (83,75).

Schuffenecker et *al.* ont mis en évidence sur une souche isolée à partir du LCR d'un nouveau-né réunionnais présentant une encéphalopathie des différences phénotypiques par rapport aux souches issues du sérum. Il s'agit de changements spécifiques dans les protéines non structurales nsP1, nsP2 et nsP3, qui pourraient refléter un potentiel de réplication plus élevé chez certaines souches. Ceci est bien connu pour le virus Sindbis et lui confère une neurovirulence particulière (90). Il s'agit pour l'instant d'hypothèses en l'absence de nouvelles études sur les facteurs de neurovirulence.

L'existence de formes neurologiques néonatales, la mise en évidence intra-thécale du génome viral et/ou la présence de lésions cérébrales à l'imagerie chez des nouveau-nés exempts de signes neurologiques initiaux, posent le problème du devenir à long terme des nouveau-nés exposés précocement au CHIKV et justifient la mise en place d'un suivi neuromoteur et sensoriel. C'est un objectif du PHRC « Chimère » qui a débuté dans l'île depuis avril 2006 afin d'étudier le devenir psychomoteur et neurosensoriel de ces enfants jusqu'à leur deuxième année de vie.

4.2.2.3 - Manifestations cardio-vasculaires

Nous avons relevé des manifestations cardiovasculaires parmi les nouveau-nés présentant une infection materno-fœtale à CHIKV. Durant la même épidémie, la survenue de complications cardiaques a été observée chez d'autres enfants indemnes de pathologie cardiaque préexistante. Il s'agissait de troubles du rythme (arythmie supra-ventriculaire ou ventriculaire) ou de la conduction, de péricardites, de myocardites, avec parfois une évolution défavorable (décès chez un enfant de 10 ans avec état de choc) (données non publiées).

La survenue d'atteintes cardiaques aiguës au cours de l'infection à CHIKV a été décrite dans les épidémies précédentes (91-93). Il s'agissait de publications antérieures aux techniques d'imagerie actuelle, notamment l'échocardiographie, et le diagnostic reposait essentiellement sur des données cliniques. Ainsi, Maiti et al. ont rapporté en 1976 le cas d'un adulte jeune de 27 ans hospitalisé à Calcutta pour une infection à chikungunya avec atteinte myocardique : ils décrivent des signes d'insuffisance cardiaque congestive, des anomalies de la repolarisation à l'ECG ainsi qu'un test à l'effort perturbé. Par ailleurs, la responsabilité respective des virus de la dengue et du CHIKV n'était pas toujours précisée. Une étude de 35 patients (dont 4 âgés de moins de 20 ans) ayant présenté une infection récente par le virus de la dengue et/ou du chikungunya, a mis en évidence des complications cardiaques variées : troubles du rythme dans 25 cas, troubles de la conduction dans 1 cas, péricardites dans 2 cas et signes d'insuffisance cardiaque dans 6 cas. Des anomalies électriques ou une cardiomégalie ont persisté pour 26 patients et 3 patients sont décédés dans un tableau de collapsus avec vasoplégie (91-93).
Les observations pédiatriques sont plus rares : deux cas de décès sont rapportés à Madras et à Vellore chez des enfants de 3 et 16 ans par défaillance circulatoire (94, 95).

Le tropisme musculaire et cardiaque des souches africaines du CHIKV est expérimentalement démontré chez le souriceau, chez qui l'inoculation est suivie d'une maladie létale, avec en particulier des lésions histologiques de myosite et de myocardite (86). Ces constatations n'ont pas été retrouvées avec les souches cambodgiennes ou thaïlandaises du CHIKV (81).

Enfin, la description de dilatation coronaire sans anévrysme, isolée ou associée à d'autres lésions est relevée dans notre série. La survenue de dilatations coronaires au cours d'autres infections virales comme le cytomégalovirus a été récemment décrite. Ces atteintes cardiologiques ne sont pas sans rappeler les lésions observées dans la maladie de Kawasaki, avec par ailleurs une parenté clinique (fièvre élevée, oedèmes des extrémités, desquamation secondaire). Les mécanismes précis des dilatations coronaires au cours des infections à CHIKV restent à élucider, notamment la possibilité d'une vascularite, comme cela a été déjà évoqué au niveau cérébral (96).

4.3 - Transmission materno-fœtale du virus chikungunya

4.3.1 - Transmission materno-fœtale in utero

4.3.1.1 - Données cliniques des nouveau-nés non infectés

Les nouveau-nés issus de mères ayant contracté un chikungunya à distance de l'accouchement n'ont pas présenté de retentissement clinique d'une infection in utero. Les 3 cas de prématurité observés étaient en rapport avec une toxémie gravidique maternelle, donc à priori sans lien avec l'infection à CHIKV, même si on ne peut écarter une aggravation potentielle de la pathologie maternelle par l'infection virale.

Nos résultats sont confortés par l'étude réalisée dans 2 maternités du sud de la Réunion incluant 151 patientes infectées pendant le deuxième ou le troisième trimestre de grossesse. Les 116 femmes ayant accouché hors période virémique ont donné naissance à des enfants asymptomatiques. Leurs sérologies IgM à la naissance ont toutes été négatives. Cependant il n'y a pas eu de suivi sérologique des enfants et leur statut IgG est inconnu. Les auteurs rapportent l'absence de MFIU imputable au virus, des taux de prématurité et de retard de croissance intra utérin non modifiés par rapport à la population générale des accouchées. Aucune embryopathie ou foetopathie n'a été notée. Ceci renforce l'hypothèse du caractère « bénin » de l'infection à CHIKV au 2ième ou 3ième trimestre de grossesse (97).

Cependant, une autre étude dans le sud de la Réunion relève 3 observations de mort fœtale in utero (MFIU) avant 22 SA (sur 26 grossesses arrêtées et 9 femmes ayant présenté une infection à CHIKV prouvée) où l'imputabilité de l'infection virale reste très vraisemblable en raison de plusieurs arguments : survenue de la mort foetale contemporaine de l'infection maternelle, absence de toute malformation fœtale, absence d'autres causes infectieuses et présence du virus dans le tissu cérébral dans 2 cas. La responsabilité d'une fièvre maternelle élevée dans l'étiologie des MFIU avec « inondation » virale du fœtus décédé n'est cependant pas à exclure. La présence du génome viral dans le placenta et le liquide amniotique va dans le sens d'une transmission transplacentaire du virus et de sa persistance après la mort fœtale. La présence du virus dans le liquide amniotique est probablement due à l'excrétion urinaire fœtale tandis que la persistance d'une réplication virale placentaire pose le problème d'une modulation de la réponse immune maternelle. Malgré l'absence de données concernant la prévalence de l'infection virale en début de grossesse et le peu de données autopsiques, cette étude souligne que la fréquence d'une transmission materno-fœtale précoce semble être un phénomène rare mais potentiellement létal (98).

L'analyse des placentas en anatomopathologie reste primordiale. Elle n'a cependant pas pu être réalisée dans notre cohorte mais est prévue dans le cadre du Projet Hospitalier de Recherche Clinique « Chimère ». Les données préliminaires de cette étude ne montrent pas, au niveau des placentas, de lésion inflammatoire de type villite mononuclée ; l'immunohistochimie est restée négative pour l'ensemble des placentas étudiés. Ceci va dans le sens d'une non persistance du virus à ce niveau. Un cas de mort fœtale du deuxième trimestre où la responsabilité du CHIKV est évoquée, montre une villite mononuclée du placenta et des lésions inflammatoires intenses lymphoplasmocytaires de certains organes cibles (cerveau, méninges, muscle et cœur), suggérant un passage transplacentaire très probable (87).

Des atteintes fœtales précoces ont été décrites avec d'autres arbovirus. La transmission materno-fœtale de certains alphavirus (Semliki Forest (SFV) et Encéphalite équine vénézuelienne (EEV)) a été reproduite expérimentalement chez des souris: certaines souches de SFV (A7) pourraient traverser la barrière placentaire, et provoquer une mort fœtale in utero par infection généralisée avec effraction de la barrière hémato encéphalique. Une autre souche (ts22) provoquerait des lésions irréversibles du tube neural en cas d'infection précoce (99-101). Dans le cas du virus de la fièvre à tiques du Colorado, la virémie est liée aux cellules et très prolongée, ce qui la rend plus dangereuse pour le fœtus. L'infection expérimentale de la souris gestante par le virus aboutit à l'infection du placenta et du fœtus, à sa mort et à sa résorption éventuelle (102).

4.3.1.2 - Passage transplacentaire des anticorps et évolution sérologique des enfants non infectés

Le suivi sérologique de ces enfants a permis de confirmer l'absence d'infection avec des IgM négatifs en période néonatale et l'absence d'IgM et d'IgG à des taux significatifs à 6 mois.

Bien que la détection précoce et au 3ième mois des IgG n'ait pas pu être réalisée pour tous les enfants, notre étude révèle une sérologie positive en IgG initialement chez 6 enfants, à 3 mois chez 4 d'entre eux et une sérologie IgG « limite » chez 3 d'entre eux à 6 mois (94,7%). Il s'agit probablement d'anticorps maternels transmis chez des enfants non infectés in utero car :

- leur taux d'IgG est à la limite de la significativité et est nettement inférieur aux taux que présentaient les enfants infectés, à 6 mois.
- sur les 6 nouveau-nés ayant une sérologie positive en IgG initialement, 4 ont bénéficié d'un contrôle sérologique négatif à 6 mois.
- le suivi sérologique d'un nouveau-né ayant bénéficié d'un dosage d'IgG à 3 et à 6 mois montre une décroissance des taux d'anticorps.

Dans une autre étude réalisée en Thaïlande sur 250 couples mère-enfant, les auteurs rapportent un taux de transmission transplacentaire des IgG de 81% (103). Il s'agit de mères infectées avant la grossesse. Ils évoquent un transport actif par le placenta dans la mesure où 89% des nouveau-nés (sur les 64 nouveau-nés étudiés) avaient des taux identiques ou plus élevés au cordon que les mères. Vingt-quatre enfants ont bénéficié d'un suivi sérologique avec séronégativation en IgG chez 87,5% des enfants à 6 mois et chez tous les enfants à 9 mois avec une demi-vie des anticorps maternels de 35,5 jours. Le taux de séronégativation à 6 mois est plus élevé dans notre cohorte (94,4%), probablement par inclusion, en période épidémique, de femmes ayant été infectées proches de l'accouchement et donc n'ayant pas encore débuté leur production d'IgG ou ayant un taux d'IgG faible au moment de l'accouchement.

Par ailleurs, il est intéressant de souligner qu'aucun enfant de notre série n'a présenté de symptomatologie d'infection à CHIKV durant ses 6 premiers mois de vie. Les raisons invoquées sont: les mères étaient sensibilisées à la protection antivirale des nourrissons avec utilisation étendue de moustiquaires et de répulsifs, la diminution notable de l'épidémie pendant les mois suivant leur naissance, une exposition faible au milieu extérieur et la protection éventuelle par les IgG maternels transmis.

D'après les études concernant le suivi sérologique des nourrissons, on pourrait supposer qu'ils seraient protégés par les anticorps maternels jusqu'à l'âge de 6 à 9 mois, âge théorique d'une vaccination en zone endémique, si elle était développée. D'autres études méritent d'être menées dans ce sens.

4.3.2 - Transmission materno-foetale périnatale

4.3.2.1 - Justification d'une transmission materno-foetale

Nos observations néonatales d'infection à CHIKV documentée évoquent une transmission materno-fœtale et périnatale du virus qui n'a jamais été décrite dans la littérature lors des épidémies antérieures. L'hypothèse d'une transmission materno-fœtale est hautement probable pour les raisons suivantes :

1) Tous les nouveau-nés infectés ont présenté des symptômes précoces de la maladie, le plus souvent entre J3 et J6, après un intervalle libre après la naissance. Dans tous les cas, la mère a présenté une infection à CHIK en période péripartum. Une mère asymptomatique a été diagnostiquée à posteriori devant les symptômes chez son nouveau-né.
2) Le délai d'apparition des symptômes chez le nouveau-né par rapport à sa mère était en moyenne de 5,2 jours. Ceci est compatible avec le délai d'incubation classique de la maladie après inoculation par piqûre de moustique (4 à 7 jours avec des extrêmes de 2 à 12 jours) (1).
3) Durant l'épidémie réunionnaise, nous n'avons pas observé d'infection néonatale aussi précoce sans infection maternelle concomitante les jours précédents. Le cas d'infection post natale le plus précoce observé était un enfant de 9 jours avec une mère n'ayant pas contracté la maladie. Ce cas correspond vraisemblablement à une piqûre de moustique après sortie de la maternité.
4) L'infection post natale immédiatement après la naissance par piqûre de moustique apparaît improbable chez des nouveau-nés confinés dans des maternités climatisées de niveau médical correspondant aux normes européennes.

4.3.2.2 - Approche des facteurs de risques et des mécanismes de transmission materno-fœtale

Les mécanismes exacts de la transmission materno-fœtale restent peu connus. Les données recueillies par ce travail nous permettent d'identifier deux situations à risque très différentes. Si l'infection survient plusieurs jours avant l'accouchement, les nouveau-nés ne sont pas infectés. En cas d'infection maternelle périnatale, le risque de transmission materno-fœtale du CHIKV est élevé, avec des enfants symptomatiques en période néonatale.

Notre étude a mis en évidence une transmission périnatale du virus avec un taux de transmission verticale élevée de l'ordre de **41%**.

Le délai des signes cliniques maternels par rapport à l'accouchement apparaît comme le critère majeur, avec comme corollaire la notion d'hyperthermie maternelle à l'accouchement. Plus les signes cliniques débutent proches de l'accouchement, plus le risque de transmission materno-fœtal est élevé.

Le fait que les nouveau-nés malades soient plus fréquemment issus de mères virémiques au moment ou peu de temps avant l'accouchement a conduit à émettre l'hypothèse d'une contamination per-partum de l'enfant.

On ne relève pas d'effet protecteur de la césarienne dans notre série, rendant une contamination au moment du passage par la filière génitale peu probable. Le taux de césariennes semble plus élevé chez les enfants infectés (mais différence non significative), probablement lié à un taux d'anomalies du rythme cardiaque foetal plus élevé (différence significative). Ceci a pour conséquence une augmentation de la morbidité maternelle (utérus cicatriciel).

Notre étude reste cependant incomplète. Certaines données n'ont pas pu être relevées, comme l'analyse des placentas en anatomopathologie. De plus, la recherche du génome viral sur les liquides biologiques à la naissance tels que le liquide gastrique et les sécrétions nasales n'a pas été réalisée.

Nos résultats sont concordants avec une étude réalisée dans 2 maternités du sud de la Réunion entre le 1er juin 2005 et le 28 février 2006 sur 151 femmes infectées pendant la grossesse (97).
Trente-trois femmes ont accouché en période virémique et 16 nouveau-nés ont présenté un tableau clinique d'infection à CHIKV dans les 3 à 7 jours après la naissance, avec confirmation biologique, soit un taux de transmission verticale de 48,5%. Tous les nouveau-nés infectés étaient issus de mères virémiques lors de l'accouchement et la recherche du génome viral par RT-PCR était constamment positive dans les 6 placentas étudiés. Leur étude confirme l'absence de protection en cas de naissance par césarienne. Ils retiennent donc l'hypothèse d'une contamination en prépartum immédiat soit par voie transplacentaire, étayée par deux arguments: un taux de césarienne pour souffrance fœtale aiguë plus élevé chez ces enfants et une recherche du virus dans le placenta constamment positive. La constatation d'un taux de césariennes augmenté pour souffrance fœtale aiguë leur a fait émettre l'hypothèse d'une réponse immune liée au statut de grossesse face à un type spécifique d'infection virale de la part du placenta infecté. Celui-ci jouerait un rôle actif en relargant des médiateurs de l'inflammation, dont certaines cytokines (TNF alpha, INF), dont on connaît l'intervention à la phase précoce de l'infection virale. La confirmation ou l'infirmation de cette hypothèse reposera sur l'analyse des placentas avec recherche des stigmates histologiques spécifiques d'infection, et de particules virales intracellulaires (études en cours).

L'hypothèse la plus probable reste donc celle d'une transmission transplacentaire peu de temps avant l'accouchement (prépartum immédiat), à l'occasion de microtransfusions materno-fœtales (de manière analogue à la transmission du VIH). Une autre question persiste : l'existence d'anticorps neutralisants maternels jouerait-elle un rôle dans l'infection par le CHIKV du placenta et donc du fœtus ?

Sur le plan thérapeutique, ce travail a mis en évidence l'augmentation du risque de transmission materno-fœtale en cas d'accouchement en pleine virémie maternelle. Se pose dès lors un problème de décision obstétricale : l'attitude « classique » devant toute femme hyperthermique à terme étant de déclencher l'accouchement. Cette attitude a été révoquée dès le début de l'épidémie par les équipes d'obstétriques dans la mesure où un accouchement en période virémique semblait augmenter le risque d'infection néonatale. Le problème qui s'est présenté a été l'impossibilité d'effectuer rapidement les PCR CHIK chez les femmes hyperthermiques pour faire le diagnostic différentiel avec une chorio-amniotite bactérienne.

4.3.2.3 - Modèles de transmission materno-fœtale dans d'autres arboviroses

On dispose de peu de données concernant la transmission materno-fœtale d'autres alphavirus.
Elle a été décrite chez l'homme pour les virus de l'encéphalite équine de l'Ouest et l'EEV, avec des séquelles neurologiques lourdes chez l'enfant infecté in utero. Des encéphalites sévères ont été décrites chez 7 enfants nés de mère ayant contracté l'EEV entre le 3ième et le 8ième mois de grossesse. Ces enfants sont décédés dans la première semaine de vie devant des lésions cérébrales majeures plus à type de nécrose étendue (104, 105). Une transmission materno-foetale est discutée pour le virus Ross River (RRV) responsable de polyarthrite (106, 107). Ainsi, on a mis en évidence des IgM anti-RRV au sang du cordon chez des nouveau-nés exposés in utero au RRV avec une date probable d'infection maternelle avant 20 SA (106). A l'inverse, une autre équipe n'a pas fait la preuve d'une infection néonatale clinique ou sérologique dans un groupe de nouveau-nés après une infection maternelle par le RRV au premier trimestre de grossesse (107). La transmission materno-fœtale de certains alphavirus (Semliki Forest (SFV) et Encéphalite équine vénézuelienne (EEV) a été reproduite expérimentalement chez la souris (*cf* paragraphe 4.3.1.1).

On dispose aussi de données concernant la transmission materno-fœtale des flavivirus. Une observation d'infection congénitale à West Nile virus a été rapportée aux Etats-Unis, avec choriorétinite et lésions cérébrales majeures (108). Le modèle le mieux étudié est celui de la dengue. Des observations récentes en Polynésie font état d'hémorragies utérines suivies d'avortements ou de dengue materno-fœtale (109). Sirinavin et *al.* ont décrit une série intéressante de 17 cas de dengue materno-fœtale entre 1989 et 2003 à Tahiti, en Malaisie, Thaïlande et France. Les données recueillies rappellent de très près nos observations : fièvre maternelle dans les 9 jours précédant l'accouchement (médiane, 2 jours), délai des signes cliniques néonataux par rapport à l'accouchement entre 1 et 11 jours (médiane, 4 jours) et signes cliniques et paracliniques néonatals proches (hyperthermie, éruption, hypotonie, thrombopénie, élévation des transaminases) (110).

Quelques cas de transmission materno-fœtale ont été étudiés dans la famille des *Bunyaviriadae*. Plusieurs observations de fièvre à tique du Colorado ont été rapportées chez des femmes enceintes : dans une série de 11 cas, un enfant a présenté des malformations multiples sans que le rôle du virus n'ait pu être démontré, tandis qu'un autre, né d'une mère malade 6 jours avant l'accouchement, a présenté une maladie fébrile avec leucopénie d'évolution favorable au troisième jour (111). Dans la fièvre de la Vallée du Rift, ce risque n'est pas clairement établi chez l'homme (112). Il n'en est pas de même concernant la fièvre de Congo-Crimée responsable d'avortements pendant la phase hémorragique de la maladie et de décès maternels (113).

4.3.2.4 - La question de l'allaitement

Aucune donnée n'est disponible concernant l'infection à chikungunya et une éventuelle transmission post-natale par le lait.

Peu de données sont disponibles pour les autres arboviroses. En Europe de l'Est, un cas de transmission à des enfants plus âgés d'encéphalite européenne à tique dans le cas de consommation de lait de brebis infecté a été rapporté (102). Quelques données sont disponibles concernant les West Nile Virus (WNV), colligées par le « centre de prévention et de contrôle des maladies » (CDC, Colorado), en raison de la prévalence non négligeable de cette infection aux Etats-Unis. Depuis 2003, dix cas d'infection maternelle ou infantile par le WNV pendant l'allaitement ont été rapportés. Dans 5 cas, les tests sérologiques permettaient d'exclure une transmission verticale. Dans les 5 autres cas, aucune conclusion ne pouvait être donnée : un nouveau-né allaité pendant la période virémique a présenté un rash fugace sans confirmation sérologique, deux autres ont présenté une infection à WNV sans preuve d'infection maternelle et enfin 2 nouveau-nés ont présenté une sérologie positive sans qu'il soit possible de conclure à une infection in utero ou post natale. En conclusion, la transmission du WNV par le lait maternel apparaît possible mais rare.

Pendant l'épidémie, en l'absence de données préexistantes, l'allaitement était autorisé en dehors de la période virémique, expliquant un taux faible d'allaitement maternel dans le groupe des enfants infectés. Cependant, l'allaitement pouvait être repris par la suite.

Des données concernant l'allaitement dans notre étude, on ne retrouve pas de différence statistiquement significative, avec un biais lié au principe de précaution évoqué plus haut. On peut simplement remarquer que 21,7% des enfants non infectés ont été allaités (taux d'allaitement faible reflétant les inquiétudes maternelles en période épidémique). En outre, parmi les enfants ayant conservé des IgG « limites » à 6 mois, on relève 2 allaitements artificiels et un allaitement mixte. En raison du faible échantillon, il est impossible de conclure à un éventuel passage (ou non) dans le lait d'anticorps de type IgG.

Par ailleurs, aucun cas d'infection à CHIKV n'a été décrit lors de l'épidémie réunionnaise chez des nourrissons allaités.

Confortant l'hypothèse d'une absence de transmission par l'allaitement, 20 échantillons de lait de femmes infectées en période virémique ont été analysés avec recherche du génome viral par PCR : les résultats sont revenus négatifs (données non publiées). Cependant, il faut souligner les difficultés de recherches virales dans le lait en raison de l'existence d'une phase lipidique.

En conclusion, la transmission post natale par le lait maternel semble peu probable, même si des études plus poussées sont nécessaires pour conclure. Il n'y a donc pas en théorie d'arguments pour contre indiquer l'allaitement maternel.

4.4 - Perspectives

L'expérience acquise lors de l'épidémie réunionnaise quant à la mise en évidence d'une transmission materno-fœtale et de formes néonatales compliquées peut être utile sous d'autres latitudes où le vecteur est largement présent. La distribution mondiale du vecteur est présentée sur la figure 19. En effet, on sait que l'*Aedes albopictus* est présent dans le Var et en Corse depuis de nombreuses années et fait l'objet d'une surveillance particulière. Il pourrait s'adapter aux milieux tempérés y compris dans les grandes villes, le moustique étant déjà présent à Chicago par exemple où les hivers sont rigoureux. L'épidémie ayant touché environ 200 personnes en Italie durant l'été 2007, suite au retour d'un touriste du continent indien, est un autre exemple de la possibilité de dispersion rapide du virus (114).
D'autres arboviroses représentent une menace quant à la survenue de grandes épidémies dans des pays tempérés ayant une faible immunité : c'est le cas du West Nile Virus qui fait l'objet d'une surveillance attentive aux Etats-Unis.

Figure 19. Répartition mondiale d'Aedes Albopictus (15)

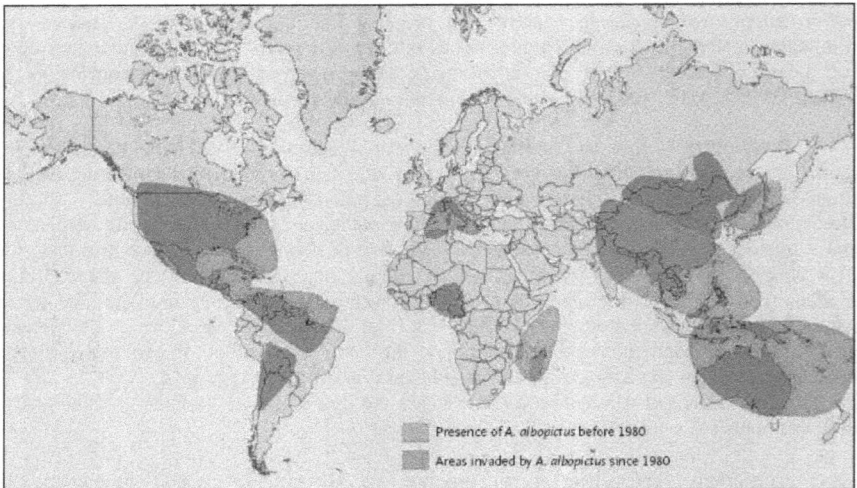

Presence of A. *albopictus* before 1980

Areas invaded by A. *albopictus* since 1980

Face à cette menace, nous disposons de peu d'outils thérapeutiques. Les études réunionnaises PREVENCHIK (sur l'effet prophylactique de la Nivaquine chez des sujets exposés) et CURACHIK (sur l'efficacité curative de la Nivaquine « in vivo ») s'avèrent décevantes (premiers résultats non publiés). L'élaboration d'un vaccin reste très hypothétique.

D'autres pistes thérapeutiques restent à explorer, en particulier l'efficacité d'immunoglobulines spécifiques anti-CHIKV, recueillies à partir de donneurs. Il s'agit néanmoins de produits « humains », dont il faut considérer le risque transfusionnel.

En l'absence de thérapeutique curative actuellement, le risque élevé de transmission périnatale et la gravité des formes néonatales renforcent l'idée de protection collective (éviction des gîtes larvaires) et individuelles chez les femmes enceintes (utilisation de répulsifs, vêtements longs) et les nouveau-nés (moustiquaires, pas de répulsifs avant 3 mois).

En outre, la meilleure connaissance de ce mode de transmission permet de mieux anticiper la prise en charge néonatale : surveillance des nouveau-nés dont les mères ont accouché en période virémique pendant 10 jours en milieu hospitalier, traitement précoce symptomatique des nouveau-nés infectés (transfusion de plaquettes et de PFC, soutien cardiogénique..).

CONCLUSION

L'épidémie à CHIKV qui a touché l'île de la Réunion en 2005-2006 a révélé pour la première fois la possibilité d'une transmission materno-foetale du virus. Le risque de transmission semble être faible voire nul tout au long de la grossesse et majeur au moment de l'accouchement. Les facteurs de risque d'infection néonatale identifiés dans notre travail sont maternels : il s'agit du délai entre les signes cliniques maternels par rapport à l'accouchement et de la fièvre maternelle. L'hypothèse évoquée d'une transmission en pré-partum immédiat par voie transplacentaire mérite d'être étayée par une étude prospective cas/témoins.

L'observation des formes néonatales d'infection à CHIKV a permis de rappeler des formes compliquées hématologiques, neurologiques et cardio-vasculaires, avec pour certaines la mise en évidence de lésions séquellaires, en particulier sur le plan neurologique. Un suivi au long cours de ces nouveau-nés infectés en période néonatale est en cours. L'apport des données de biologie moléculaire sur le génome viral nous permettra peut-être d'expliquer la survenue de formes particulièrement virulentes.

L'absence de traitement spécifique justifie des mesures de protection individuelle chez les femmes enceintes, en particulier à proximité du terme : moustiquaires, répulsifs autorisés…

De part l'expansion du trafic aérien et maritime, l'expérience acquise à l'île de la Réunion sera certainement utile sous d'autres latitudes, où le moustique *Aedes albopictus* est présent. L'épidémie italienne récente, initiée à partir d'un touriste revenant d'Inde, les épidémies successives de West Nile en Amérique du Nord démontrent bien que les arboviroses peuvent affecter de nouveaux territoires en zone tempérée et la nécessité d'un contrôle vectoriel efficace.

REFERENCES BIBLIOGRAPHIQUES

1 Pialoux G., Gauzere B-A., Strobel M.
   Chikungunya virus infection: review through an epidemic
   Med Mal Infect., 2006; 36(5): 253-63

2 Nakoune-Yandoko E., Talarmin A.
   Les Arboviroses africaines
   Bull Soc Fr Microbiologie, 2005; 20(1)

3 Jupp PG., MacIntosh BM.
   Chikungunya virus disease
   In: The arboviruses: epidemiology and ecology / ed.Monath TP.
   FL: CRC Press, 1988, Vol. II. Boca Raton, p.137-57

4 Khan H., Morita K., Parquet MDC. *et al.*
   Complete nucleotide sequence of chikungunya virus and evidence for an internal
   polyadenylation site
   J Gen Virol., 2002; 83(12): 3075-84

5 Strauss JH., Strauss EG.
   The alphavirus: gene expression, replication and evolution
   Microbiol Rev., 1994; 58(3): 491-562

6 Enserink M.
   Massive outbreak draws fresh attention to little-known virus
   Science, 2006; 311: 1085a

7 Turell MJ., Beaman JR., Tammariello RF.
   Suceptibility of selected strains of *Aedes aegypti* and *Aedes albopictus* (Diptera:
   Culicidae) to chikungunya virus
   J Med entomol., 1992; 29: 49-53

8 Yadav P., Shouche YS., Munot HP. *et al*
   Genotyping of chikungunya virus isolates from India during 1963-2000 by reverse
   transcription polymerase chain reaction
   Acta Virol., 2003; 47(2): 125-7

9 Jupp PG., McIntosh BM.
   Aedes furcifer and other mosquitoes as vectors of chikungunya virus at Mica,
   northeastern Transvaal, South Africa
   J Am Mosq Control Assoc., 1990; 6: 415–20

10 Jupp PG., McIntosh BM., Dos Santos I., *et al.*
   Laboratory vector studies on six mosquitoes and one tick species with chikungunya
   virus
   Trans R Soc Trop Med Hyg., 1981; 75: 15–19

11   Pages F., Corbel V., Paupy C.
      Aedes albopictus: chronical of a spreading vector
      Med Trop., 2006; 66: 226–28

12   Reiter P., Fontenille D., Paupy C.
      Aedes albopictus as an epidemic vector of chikungunya virus: another emerging
      problem?
      Lancet Infect Dis., 2006; 6: 463–64

13   Knudsen AB.
      Global distribution and continuing spread of Aedes albopictus
      Parasitologia, 1995; 37: 91–97

14   Higgs S.
      The 2005–2006 chikungunya epidemic in the Indian Ocean
      Vector Borne Zoonotic Dis., 2006; 6: 115–16

15   Charrel R., De Lamballerie X., Raoult D.
      Chikungunya Outbreaks-the Globalization of Vectorborne Diseases
      N Engl J Med., 2007; 356(8): 769-771

16   Alladi M.
      Chikungunya fever: clinical manifestations and management
      Indian J Med Res., 2006; 124: 471-474

17   Zeller HG.
      Dengue, arbovirus and migrations in the Indian Ocean
      Bull Soc Pathol Exot., 1998; 91: 56–60

18   Inoue S., Morita K., Matias RR. *et al*
      Distribution of three arbovirus antibodies among monkeys in Philippines
      J Med Primatol., 2003; 32(2): 89-94

19   Wolfe ND., Kilbourn AM., Karesh WB. *et al*
      Sylvatic transmission of arboviruses among Bornean orangutans
      Am J Trop Med Hyg ., 2001; 64(5-6): 310-316

20   Robinson MC.
      An epidemic of virus disease in Southern Province, Tanganyka Territory, in 1952-53
      Trans R Soc Trop Med Hyg., 1955; 49: 28-32

21   Mackenzie JS., Chua KB., Daniels PW. *et al.*
      Emerging viral diseases of southeast Asia and the western Pacific
      Emerg Infect Dis., 2001; 7: 497–504.

22   Ligon BL.
      Reemergence of an unusual disease: the chikungunya epidemic
      Semin Pediatr Infect Dis., 2006; 17: 99–104

23   Macasaet F.
      Further observation on chikungunya fever
      J Philipp Med Assoc., 1970; 46: 235–42

24   Gratz NG.
      Critical review of the vector status of *Aedes albopictus*
      Med Vet Entomol., 2004; 18: 215–27

25   Laras K., Sukri NC., Larasati RP. *et al.*
      Tracking the re-emergence of epidemic chikungunya virus in Indonesia
      Trans R Soc Trop Med Hyg., 2005; 99: 128–41

26   Porter KR., Tan R., Istary Y. *et al.*
      A serological study of chikungunya virus transmission in Yogyakarta, Indonesia:
      evidence for the first outbreak since 1982
      Southeast Asian J Trop Med Public Health, 2004; 35: 408–15

27   Diallo M., Thonnon J., Traore-Lamizana M. *et al.*
      Vectors of chikungunya virus in Senegal: current data and transmission cycles
      Am J Trop Med Hyg., 1999; 60: 281–86

28   Kuniholm MH., Wolfe ND., Huang CY. *et al.*
      Seroprevalence and distribution of Flaviviridae, Togaviridae, and Bunyaviridae
      arboviral infections in rural Cameroonian adults
      Am J Trop Med Hyg., 2006; 74: 1078–83

29   Fagbami A.
      Epidemiological investigations on arbovirus infections at Igbo-Ora, Nigeria
      Trop Geogr Med., 1997; 29: 187–91

30   Moore DL., Reddy S., Akinkugbe FM. *et al.*
      An epidemic of chikungunya fever at Ibadan, Nigeria, 1969
      Ann Trop Med Parasitol., 1974; 68: 59–68

31   Filipe AF., Pinto MR.
      Arbovirus studies in Luanda, Angola.2.Virological and serological studies during an
      outbreak of dengue-like disease caused by the chikungunya virus.
      Bull World Health Organ., 1973; 49: 37–40

32   Ivanov AP., Ivanova OE., Lomonosov NN. *et al*
      Serological investigations of chikungunya virus in the Republic of Guinea
      Ann Soc Belg Med Trop., 1992; 72: 73–74

33   Kalunda M., Lwanga-Ssozi C., Lule M. *et al.*
       Isolation of chikungunya and pongola viruses from patients in Uganda
      Trans R Soc Trop Med Hyg., 1985; 79:567

34   Rodhain F., Carteron B., Laroche R. *et al.*
     Human arbovirus infections in Burundi: results of a seroepidemiologic survey,
     1980–1982
     Bull Soc Pathol Exot., 1987; 80: 155–61(in French)

35   Muyembe-Tamfum JJ., Peyrefi tte CN., Yogolelo R. *et al.*
     Epidemic of chikungunya virus in 1999 and 2000 in the Democratic Republic of
     Congo
     Med Trop., 2003; 63: 637–38(in French)

36   Pastorino B., Muyembe-Tamfum JJ., Bessaud M. *et al.*
     Epidemic resurgence of chikungunya virus in Democratic Republic of the
     Congo: identification of a new central African strain
     J Med Virol., 2004; 74: 277–82

37   McIntosh BM.
     Antibody against chikungunya virus in wild primates in southern Africa
     S Afr J Med Sci., 1970; 35: 65–74

38   McIntosh BM., Harwin RM., Paterson HE. *et al.*
     An epidemic of chikungunya in south-eastern southern Rhodesia
     Cent Afr J Med., 1963; 43: 351–59

39   Van den Bosch C., Lloyd G.
     Chikungunya fever as a risk factor for endemic Burkitt's lymphoma in Malawi
     Trans R Soc Trop Med Hyg., 2000; 94: 704–05

40   Saxena S., Singh M., Mishra N. et al.
     Resurgence of chikungunya virus in India: an emerging threat
     Euro Surveill., 2006; 11: E060810.2

41   Ravi V.
     Re-emergence of chikungunya virus in India
     Indian J Med Microbiol., 2006; 24: 83–84

42   Cordel H., Quatresous I., Paquet C. *et al.*
     Imported cases of chikungunya in metropolitan France, April 2005–February 2006
     Euro Surveill., 2006; 11:E060420.3

43   Hochedez P., Jaureguiberry S., Debruyne M. *et al.*
     Chikungunya infection in travelers
     Emerg Infect Dis., 2006; 12: 1565–67

44   Pfeffer M., Loscher T.
     Cases of chikungunya imported into Europe
     Euro Surveill., 2006; 11: E060316.2

45   CDC.
     Chikungunya fever among US Peace Corps volunteers—Republic of the Philippines
     MMWR Morb Mortal Wkly Rep., 1986; 35: 573–74

46   Roche S., Robin Y.
        Infection par le virus Chikungunya à Rufisque, Sénégal
        Bull Soc Pathol Exot., 1967; 90: 490–6

47   Thonnon J., Spiegel A., Diallo M. *et al.*
        Épidémie de virus Chikungunya au Senegal en 1996–1997
        Bull Soc Pathol Exot., 1999; 92(2): 79–82

48   Laras K., Sukri NC., Larasati RP. *et al.*
        Tracking there-emergence of epidemic chikungunya virus in Indonesia
        Trans R Soc Trop Med Hyg., 2005; 99(2): 128–41

49   Mackenzie JS., Chua KB., Daniels PW. *et al.*
        Emerging Viral Diseases of Southeast Asia and the Western Pacific
        EID, 2001; 7(Suppl): S497–504

50   Lam SK., Chua KB., Hooi PS. *et al.*
        Chikungunya infection an emerging disease in Malaysia
        Southeast Asian J Trop Med Public Health, 2001; 32(3): 447–51

51   Bonn D.
        How did chikungunya reach the Indian Ocean?
        Lancet Infect Dis., 2006; 6: 543

52   Ligon BL.
        Reemergence of an unusual disease: the chikungunya epidemic
        Semin Pediatr Infect Dis., 2006; 17: 99–104

53   Chastel C.
        Chikungunya virus: its recent spread to the southern Indian Ocean and Reunion Island
        (2005–2006)
        Bull Acad Natl Med., 2005; 189: 1827–35

54   Quatresous I.
        E-alert 27 January: chikungunya outbreak in Reunion, a French overseas department
        Euro Surveill., 2006; 11: E060202.1

55   Mishra B., Ratho RK.
        Chikungunya re-emergence: possible mechanisms
        Lancet, 2006; 368(9531): 186-7

56   Mourya DT., Yadav P.
        Vector biology of dengue and chikungunya viruses
        Indian J Med Res., 2006; 124: 475-480

57   Arankalle VA., Shrivastava S., Chérian S.
        Genetic divergence of Chikungunya viruses in India (1963-2006) with special
        reference to the 2005-2006 explosive epidemic
        J Gen Virol., 2007 Jul; 88(Pt7): 1967-76

58   Vanlandingham DL., Tsetsarkin K., Hong C. *et al.*
      Development and characterization of a double subgenomic chikungunya virus
      infectious clone to express heterologous genes in *Aedes aegypti* mosquitoes.
      Insect Biochem Mol Biol., 2005; 35: 1162–70

59   Schuffenecker I., Iteman I., Michault A. *et al.*
      Genome microevolution of chikungunya viruses causing the Indian Ocean outbreak
      PLoS Med., 2006; 3: e263

60   Parola P., De Lamballerie X., Jourdan J. *et al.*
      Novel chikungunya virus variant in travelers returning from Indian Ocean Islands
      Emerg Infect Dis., 2006; 12: 1493–98

61   Powers AM., Brault AC., Tesh RB. *et al*
      Re-emergence of chikungunya and O'nyong nyong viruses: evidence for distinct
      geographical lineages and distant evolutionary relationships
      J Gen Virol., 2000; 81: 471-9

62   Pialoux G., Gauzere B-A., Jauréguiberry S. *et al.*
      Chikungunya, an epidemic arbovirosis
      Lancet Infect Dis., 2007; 7: 319-327

63   Mohan A.
      Chikungunya fever : clinical manifestations and management
      Indian J med Res., 2006; 124: 471-474

64   Fourie ED., Morisson JG. :
      Rheumatoid arthritic syndrome after chikungunya fever
      S Afr Med J., 1979; 56(4): 130-2

65   Zaim M., Jamboulingam P.
      Global insecticide use for vector-borne disease control
      WHO; 2002, second edition; Geneva
      WHO/CDS/WHO-PES/GCDPP/2002.2

66   Fontenille D., Paupy C., Delatte H. *et al.*
      La lutte contre *aedes albopictus* : une gageure ? Caractérisation et contrôle des
      populations de vecteurs
      Med Trop., 2006; 66(4): 363

67   Briolant S., Garin D., Scaramozzino N. *et al.*
      In vitro inhibition of chikungunya and Semliki forest viruses replication by antiviral
      coumpounds: synergtistic effect of interferon alpha and ribavirine combination
      Antiviral Res., 2004; 61(2): 111-7

68   Savarino L., Di Trani I., Donatelli R. Cauda *et al.*
      New insights into the antiviral effects of chloroquine
      Lancet Infect Dis., 2006; 6: 67-9

69   Charrel RN., De Lamballerie X.
      La chloroquine est un puissant inhibiteur de la réplication du virus chikungunya
      Unité des virus émergents
      Med Trop., 2006; 66(4): 363

70   Levitt NH., Ramsburg HH., Hasty SE. *et al.*
      Development of an attenuated strain of chikungunya virus for use in vaccine
      production
      Vaccine, 1986; 4(3): 157–62

71   Edelman R., Tacket CO., Wasserman SS. *et al.*
      Phase II safety and immunogenicity study of live chikungunya virus vaccine TSI-
      GSD-218.
      Am J Trop Med Hyg., 2000; 62: 681-5

72   Pastorino B., Bessaud M., Grandadam M. *et al.*
      Development of a taqMan®RT-PCR assay without RNA extraction step for the
      detection and quantification of African Chikungunya viruses
      J Virol Methods, 2005; 124: 65-67

73   Chastel C.
      In: Les virus transmissibles de la mère à l'enfant / ed. Francois Denis
      Paris: John Libbey Eurotext, 1999, p.365-94

74   Ramful D., Carbonnier M., Pasquet M. *et al*
      Mother-to-child transmission of chikungunya virus infection
      Pediatr Infect Dis J., 2007; 26(9): 811-5

75   Nimmannitya S., Halstead SB., Cohen SN. *et al*
      Dengue and Chikungunya virus infection in man in Thailand, 1962-1963 I.
      Observations on hospitalized patients with hemorrhagic fever
      Am J Trop Med Hyg., 1969; 18: 954-971

76   Howard R., Bierman MD., Ethel R.
      Hematodepressive Virus Diseases of Thailand
      Ann Inter Med., 1965; 62: 867-884

77   Chaudhuri RN., Chatterjea JB., Saha TK. *et al*
      Clinical and haematological observations on a recent outbreak of dengue-like fever in
      Calcutta with or without haemorrhagic manifestations
      J Indian Med Assoc., 1964; 43: 579-584

78   Thiruvengadam KV., Kalyanasundaram V., Rajgopal J.
      Clinical and pathological studies on Chikungunya fever in Madras city
      Indian J Med Res 1965; 53: 729-744

79   Halstead SB., Buescher EL.
      Hemorrhagic disease in rodents infected with virus associated with Thai hemorrhagic
      fever
      Science, 1961; 134: 475-476

80   Chakravarty SK., Sarkar JK.
     Suceptibility of new born and adult laboratory animals to chikungunya virus
     Indian J Med Res., 1969; 57: 1157-1164

81   Chastel C.
     Infections humaines au Cambodge par le virus chikungunya ou un agent étroitement
     apparenté, anatomie pathologique expérimentale
     Bull Soc Pathol Exotique, 1963; 56: 915-924

82   Chatterjee SN., Chakravarti SK., Mitra AC. *et al*
     Virological investigations of cases with neurological complications during the
     outbreak of haemorrhagic fever in Calcutta
     J Indian Med Assoc., 1965; 45: 314-316

83   Mazaud R., Salaün J.J., Montabone *et al.*
     Troubles neurologiques et sensoriels aigus dans la dengue et la fièvre à Chikungunya
     Bull Soc Pathol Exot. Filiales, 1971; 64: 22-30

84   Carey DE., Myers RM., DeRanitz CM. *et al*
     The 1964 Chikungunya epidemic at Vellore, South India, including observations on
     concurrent dengue
     Trans R Soc Trop Med Hyg., 1969; 63: 434-445

85   Prakash PC., Gohel NB.
     Very high mortality and morbidity due to chikungunya encephalitis in neonates
     Pediatric Oncall [serial on line], 2007 [cited 2007 June 1]; 4
     www.pediatriconcall.com/fordoctor/viewersChoice/chikungunya_encephalitis.asp

86   Weinbren MP., Haddow AJ., Williams MC.
     The occurrence of Chikungunya virus in Uganda
     Trans R Soc Trop Med Hyg., 1958; 52: 253-262

87   Huerre M., Michot L., Barbara G. *et al.*
     Chikungunya : données anatomopathologiques
     Bull.Soc.Patho.Exot., 2007

88   Fazakerley JK.
     Semliki forest virus infection of laboratory mice: a model to study the pathogenesis of
     viral encephalitis
     Arch Virol Suppl., 2004; 18: 179-190

89   Griffin DE.
     Neuronal cell death in alphavirus encephalomyelitis
     Curr Top Microbiol Immunnol., 2005; 289: 57-77

90   Heise MT., White LJ., Simpson DA., *et al.*
     An attenuating mutation in nsP1 of the Sindbis-group virus S.A.AR86 accelerates
     nonstructural protein processing and up-regulates viral 26SRNA synthesis
     J Virol., 2003; 77: 1149-1156

91   Obeyesekere I., Hermon Y.
Myocarditis and cardiomyopathy after arbovirus infection (dengue andchikungunya fever)
Br Heart J., 1972; 34: 821-827

92   Obeyesekere I., Hermon Y.
Arbovirus heart disease: myocarditis and cardiomyopathy following dengue and chikungunya fever. A follow up study
Am Heart J., 1973; 85: 186-194

93   Maiti CR., Mukherjee AK., Bose B. *et al.*
Myopericarditis following Chikungunya infection
J Indian Med Assoc., 1978; 70: 256-258

94   Thiruvengadam K.V., Kalyanasundaram V., Rajgopal J.
Clinical and pathological studies on chikungunya fever in madras city
Indian J Res., 1965; 53: 729-744

95   Jadhav M., Namboodripad M., Carman RH. *et al.*
Chikungunya disease in infants and children in Vellore: a report of clinical and haematological features of virologically proved cases
Indian J Med Res., 1965; 53: 764-776

96   Catalano-Pons C., Quartier P., Leruez-Ville M. *et al.*
Primary cytomegalovirus infection, atypical Kawasaki disease and coronary aneurysm in 2 infants
Clin Inf Dis., 2005; 41: e53-56

97   Lenglet Y., Barau G., Robillard P-Y *et al.*
Infection à Chikungunya chez la femme enceinte et risque de transmission materno-fœtale
J Gynecol Obstet Biol. Reprod., 2006; 35(6): 578-583

98   Touret Y., Randrianaivo H., Michault A.
Early maternal-fœtal transmission of the chikungunya virus
Presse Med., 2006; 35: 1656-8

99   Garcia-Tamayo J., Esparza J., Martinez AJ.
Placental and foetal alterations due to Venezuelan equine encephalitis virus in rats
Infect Immun., 1981; 32: 813-821

100   Atkins GJ., Carter J., Sheanhan BJ.
Effect of alphavirus infection on mouse embryos
Infect Immun., 1982; 38: 1285-1290

101   Mabruk M., Glasgow G., Flack A.
Teratogenicity of the Semliki Forest virus mutant ts22 for the foetal mouse: induction of skeletal and skin defects
J Gen Virol., 1988; 69(Pt 11): 2755-62

102   Gresicova M., Sekeyova M., Stupalova S. *et al*
       Sheep milk-borne epidemic of tick-borne encephalitis in Slovakia
       Intervirology, 1975; 5: 57-61

103   Veerachai W., Timothy P.E., Sriluck S. *et al.*
       Transplacental Chikungunya Virus Antibody kinetics, Thaïland
       Emerg Infect Dis., 2006; 12(11): 811-5

104   Copps SC., Giddings LE.
       Transplacental transmission of Western Equine encephalitis; report of case
       Pediatrics, 1954; 24: 31-3

105   Wenger F.
       Necrosis cerebral masiva del fato en casos de encephalitis equine Venezolana
       Invest Clinic. Maracaibo, 1967; 21:13-31

106   Aaskov JG., Nair K., Lawrence GW. *et al*
       Evidence for transplacental transmission of Ross River virus in humans
       Med J Aust., 1981; 2: 20-21

107   Aleck KA., Rosen L., Pettitt DJ. *et al*
       Absence of intrauterine infection following Ross River virus infection during
       pregnancy
       Am J Trop Med Hyg., 1963; 32: 618-620

108   O'Leary DR., Kuhn S., Kniss KL. *et al*
       Birth outcomes following West Nile virus infection of pregnant women in the United
       States: 2003-2004
       Pediatrics, 2006; 117: 537-545

109   Saugrain J., Moreau JP., Rosen L.
       L'épidémie de dengue de Tahiti de 1971. Evolution de la tendance hémorragique et
       comparaison avec les épidémies précédentes
       Bull Soc Pathol Exot., 1973; 66: 381-5

110   Sirinavin S., Nuntnarumit P., Supapannnachart S. *et al*
       Vertical dengue infection: case reports and review
       Pediatr Infect Dis J., 2004; 23: 1042-1047

111   Bowen GS.
       Colorado tick fever
       In: The arboviruses: epidemiology and ecology / ed. Monath TP.
       FL: CRC press, 1988, Vol 2 Boca Raton, p.159-76

112   Abdel-Aziz AA., Meegan JM., Langhlin LW.
       Rift valley fever as a possible cause of human abortions
       Trans R Soc Trop Med Hyg., 1980; 74: 685

113   Hoogstral H.
       The epidemiology of tick-borne Crimean-Congo haemorrhagic fever in Asia, Europe
       and Africa
       J.Med Entomol., 1979; 15: 307-417

114   Watson R.
       Chikungunya fever is transmitted locally in Europe for the first time
       BMJ, 2007; 335: 532-3

ANNEXES

Annexe 1 : Répulsifs

Nourrissons de moins de 3 mois

Aucun insectifuge ne doit être appliqué

Nourrissons et enfants de 3 mois à 2 ans

Substance active recommandée	Concentration	Produit commercialisé correspondant à ces critères	Forme
CITRIODIOL	30 à 50 %	MOSI-GUARD NATUREL	Spray

Enfants de 3 ans à 12 ans et femmes enceintes

Substance active Recommandée	Concentration	Produit commercialisé correspondant à ces critères	Forme
CITRIODIOL	30 à 50 %	MOSI-GUARD NATUREL	Spray
KBR 3023	20 à 30 %	INSECT ECRAN Spécial Tropic	Spray
IR 3535	20 à 35 %	CINQ SUR CINQ	Lotion
IR 3535	20 à 35 %	MOUSTIFLUID Zones infestées	Spray
IR 3535	20 à 35 %	PREBUTIX	Lotion Haute Protection

Adolescents (à partir de 13 ans) et Adultes

Tous les répulsifs peuvent être utilisés.

A noter cependant que le D.E.E.T. contenu dans certains d'entre eux – (INSECT ECRAN Peau Adulte en Spray – MOUSKITO Tropic en stick ou en spray du Lab. GIFRER) – diminue l'efficacité des crèmes solaires d'environ 1/3 et qu'il faut éviter les contacts avec les matières plastiques, vernis, verres de montre et lunettes.
En outre quel que soit l'âge de la personne sur laquelle un répulsif est appliqué **il convient d'éviter le contact avec les yeux et les muqueuses (lèvres).**

Annexe 2 : Affiches de la campagne de lutte anti-vectorielle

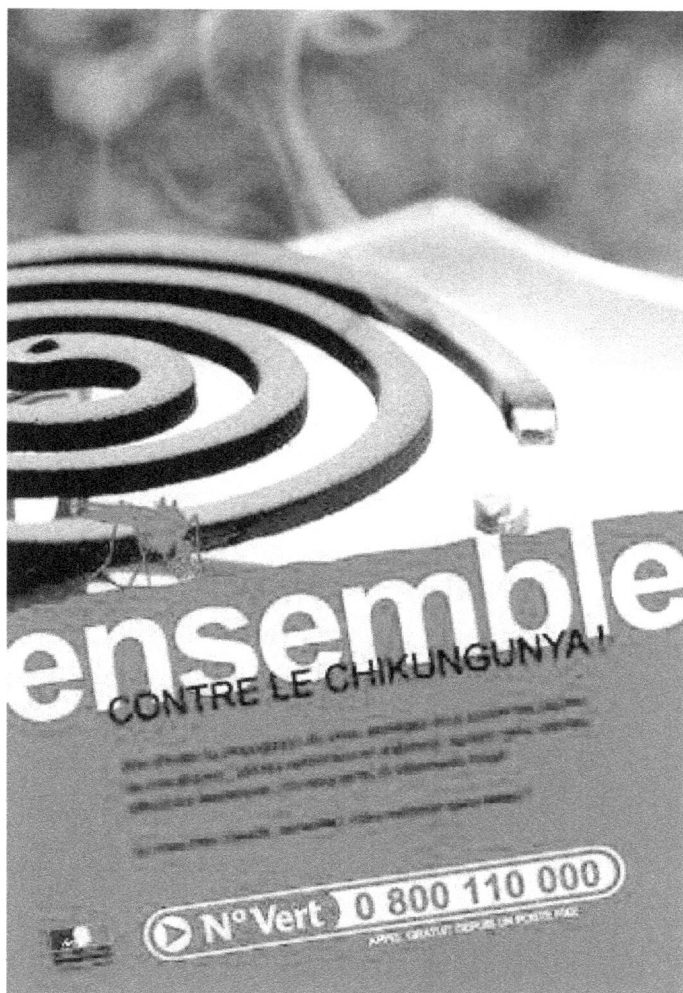

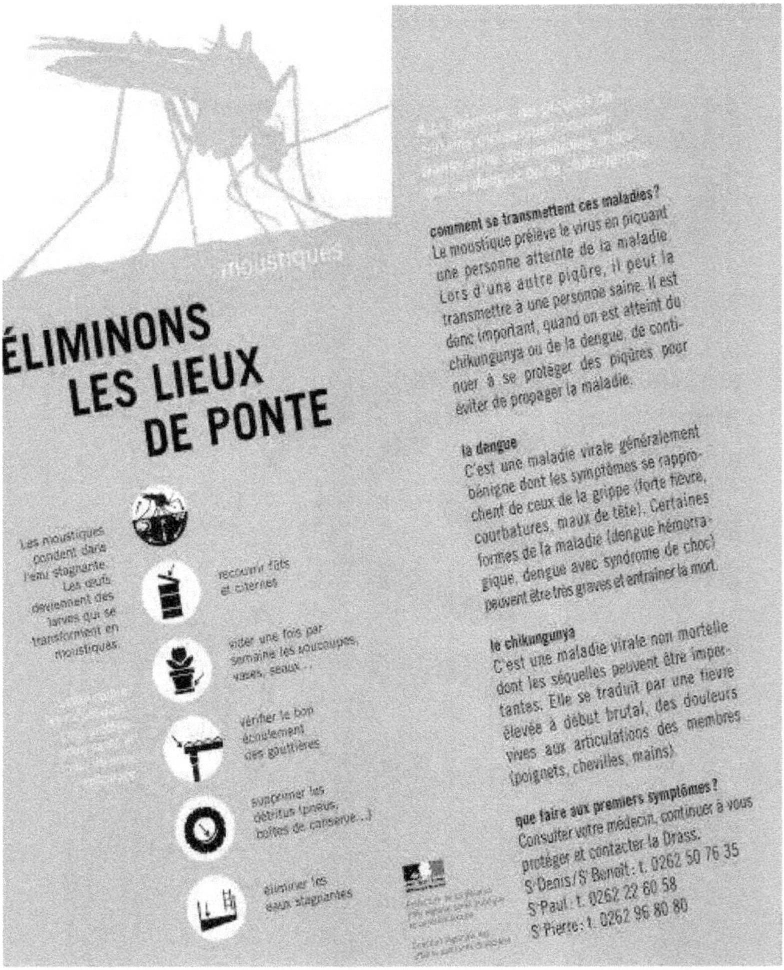
ÉLIMINONS
LES LIEUX
DE PONTE
Les moustiques pondent dans l'eau stagnante. Les œufs deviennent des larves qui se transforment en moustiques.
recouvrir fûts et citernes
vider une fois par semaine les soucoupes, vases, seaux...
vérifier le bon écoulement des gouttières
supprimer les détritus (pneus, boîtes de conserve...)
éliminer les eaux stagnantes
comment se transmettent ces maladies?
Le moustique prélève le virus en piquant une personne atteinte de la maladie. Lors d'une autre piqûre, il peut la transmettre à une personne saine. Il est donc important, quand on est atteint du chikungunya ou de la dengue, de continuer à se protéger des piqûres pour éviter de propager la maladie.
la dengue
C'est une maladie virale généralement bénigne dont les symptômes se rapprochent de ceux de la grippe (forte fièvre, courbatures, maux de tête). Certaines formes de la maladie (dengue hémorragique, dengue avec syndrome de choc) peuvent être très graves et entraîner la mort.
le chikungunya
C'est une maladie virale non mortelle dont les séquelles peuvent être importantes. Elle se traduit par une fièvre élevée à début brutal, des douleurs vives aux articulations des membres (poignets, chevilles, mains).
que faire aux premiers symptômes?
Consulter votre médecin, continuer à vous protéger et contacter la Drass.
S'Denis/S'Benoit : t. 0262 50 76 35
S'Paul : t. 0262 22 60 58
S'Pierre : t. 0262 96 80 80

Annexe 3 : Table des illustrations

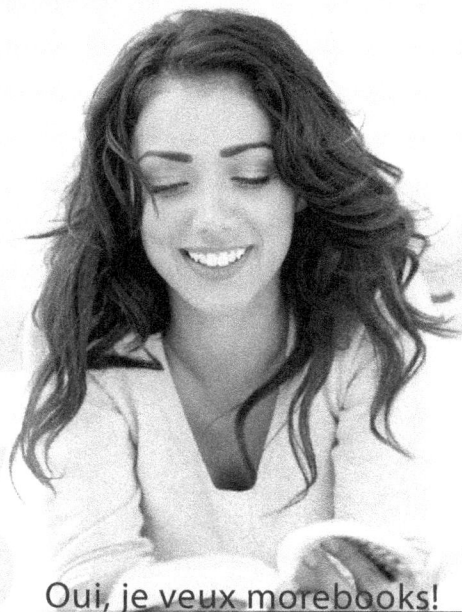